逆轉胰島素阻抗
21天重啟健康代謝

精準控糖 有效減重 降低發炎

找回年輕活力與修復力！

功能醫學營養師
呂美寶／著

方舟文化

【推薦序】

正確清晰又有溫度的功能醫學營養指引

黃琤（陽明交通大學醫學生物技術暨檢驗學系暨研究所教授）

一晃眼，和美寶認識已經超過三十載。從高中同學時代認識她開始，她一直都是那種讓人放心的人——誠懇、踏實、認真、有責任感，做任何事都全力以赴，從不馬虎。美寶始終是個最值得信賴的朋友，這些彌足珍貴的特質，早已深植於她的人格之中，成為她一生的標誌。

這些年來，她選擇走上一條不簡單的路——功能醫學營養師。不同於照本宣科，她總是願意花時間傾聽、深入了解每一個人的身體狀況，給出最貼近生活、也最有效的建議。我常想，像她這樣對營養這麼有熱情、又不斷精進專業的人，實在不多。也讓她在營養與健康領域深耕多年，成為眾多讀者與患者信賴的專業指引者。

在資訊滿天飛、各種「健康法」讓人眼花撩亂的時代，美寶不只持續學習，更把多年經驗整理成這本實用的書。《逆轉胰島素阻抗 21天重啟健康代謝》不是空泛的大道理，而是她結合功能醫學、臨床經驗與個人化營養，親自驗證後提煉出來的方法。你會在這本書裡看到明確的方向、實際的做法，還有她對讀者滿滿的關心與用心。

如果你對健康感到迷惘、對血糖控制、減重或慢性病預防感興趣，那這本書絕對值得你細讀，甚至跟著做。因為美寶想傳遞的，不只是知識，而是一種能讓你真正「做得到、改得了」的生活方式。

我們每個人，或早或晚，總會對健康產生疑問。有些人，是因為反覆控制不了的血糖、體重逐漸上升；有些人，開始出現難以入眠、容易疲倦、記性變差的徵兆；也有些人，明明吃得不多、生活也不差，卻總覺得身體出了什麼問題，卻說不上來。這本書，就是為了這樣的你而寫的。

它適合那些正在和慢性病共處的人們——糖尿病、高血壓、失智、骨鬆、肥胖、睡不好等等，不論是哪一種，當你開始想要找出真正的原因，而不是只靠藥物壓抑症狀，你會在這裡找到一條正確指引的路。

也寫給那些不願意讓健康交給命運安排的人。你也許不想一輩子靠藥物維持有品質的生活，你開始相信，透過好的飲食、運動、睡眠與自我照顧，身體是可以修復的。

這本書更適合那些對「活得更好」有好奇、有熱情的人。不管你是不是專業人士，是剛開始關注功能醫學，還是每天觀察自己一天的血糖曲線——你都會發現，這本書不是教條，而是一本讓你了解自己、學會選擇的生活指南。

我深感榮幸為這本書寫下序言，並誠摯推薦給所有希望改善健康、優化體態、逆轉代謝困境的讀者朋友，也更期待它能為讀者帶來清晰、正確且有溫度的營養指引。

願這本書成為你邁向健康人生的重要起點，推薦給你，也祝你在21天的轉變旅程中，看見全新的自己。

【推薦序】

用營養與科學，為自己重啟健康的開關

劉博仁（醫師，台灣基因營養功能醫學學會理事長，台中科博特診所院長）

與美寶營養師相識多年，我們曾在無數場功能醫學與營養醫學的專業會議中並肩交流、學習。她總是充滿熱情、腳踏實地，無論是探討腸道菌相與代謝的關聯，還是分析胰島素敏感度與慢性病的交互影響，她的講解總能深入淺出、精準有力，讓人印象深刻。如今，她將多年臨床與營養諮詢經驗匯整成這本實用又貼近生活的著作——我由衷推薦給每一位想要真正「掌握自己健康主導權」的人。

現代人生活節奏快速、壓力沉重，加上精緻飲食與久坐習慣，讓「胰島素阻抗」這個沉默殺手悄悄潛伏，成為代謝症候群、糖尿病、心血管疾病，甚至失智症、癌症等現代疾病的共同根源。美寶營養師的這本書，正是針對這一核心問題，提出完整、可行、循序漸進的飲食與生活調整方案，幫助我們扭轉代謝困境，重啟健康機能。

書中最令我讚賞的，是她提出的「ＦＩＴ策略」：

F（**Foods**）**飲食調整**，不是禁食、不是極端，而是依科學原則選擇對身體友善的食物與進食方式；

I（**Intestinal Microbiome**）**腸道菌相修復**，從腸道出發，解開慢性發炎與代謝失調的連鎖反應；

T（Tissue & Cellular Health）組織與細胞健康，透過關鍵營養素支持胰島素正常作用，恢復代謝彈性。

這本書不只是理論講解，它用豐富的案例與實測數據說話——從早餐選擇對血糖的即時影響，到運動前後的代謝反應，再到補充營養素如何精準提升胰島素敏感度，每一章節都能幫助讀者更貼近自己的身體狀態，做出有依據的選擇。

特別值得一提的是，第九章所設計的「21天修復計畫」，是我在多年醫療現場中難得看到如此有系統、科學性與實用性兼具的飲食指引。它不只是短期挑戰，更是健康生活型態養成的起點。從飲食到運動、睡眠到壓力管理，每一項建議都落地可行，讓人能穩健邁出改變的第一步。

身為功能醫學推動者，我深知教育與預防遠比治療來得重要。美寶營養師這本書，正是站在預防醫學的第一線，用她的專業與熱情，為現代人點亮一盞「自我修復」的明燈。她的筆觸溫暖卻不失理性，語言流暢卻充滿力量，既是健康知識的傳遞者，更是帶領讀者勇敢轉變的陪伴者。

我誠摯推薦這本書給每一位想要逆轉代謝問題、預防慢性病，或是單純希望「活得更健康」的你。請不要等到健康亮起紅燈，才想起要改變；現在，就是你愛自己最好的時機。

第1章

認清真相　血糖並非敵人，就怕送錯地方

第2章 問題根源 胰島素阻抗，是慢性病禍首

第3章 扭轉局勢 提升胰島素敏感性，身體更年輕

第4章 修復計畫 用FIT策略重啟代謝力

第5章 精準評估 用科學數據做個人化檢測，深入了解身體現況

第6章 身體力行 調整飲食跟著做，提升胰島素敏感性

第7章 血糖實測 穩定血糖震盪的12個超實用小撇步

第8章 補充品這樣吃 九大關鍵營養素，精準助攻胰島素敏感性

第9章 開始跟練FIT 21天胰島素阻抗修復計畫

感謝我的父母，

從小到大透過餐桌上的菜餚與煲湯，為我注入最珍貴的養分，

讓我擁有健康的身體，成為我愛上廚房、走上營養之路的起點。

您們用最平凡卻最深刻的方式教會我：

料理，不只是技藝，更是健康的根源與愛的表達。

我將這份愛，寫進這本書裡，獻給您們。

【前言】

別等健康亮紅燈，才想起要愛自己——現在，就是逆轉代謝、重啟健康活力的最好時機！

三十年前，我踏入營養學的領域，從此與營養健康管理結下不解之緣。這不僅是一門專業，更成為我一生的志業。作為營養師，我的工作不只是提供諮詢者飲食建議，更致力將科學知識轉化為引領預防醫學與健康管理的力量，幫助大眾了解健康的真正價值和達成方法，協助大家跨出充滿隱憂的舒適圈，重新掌握自己的健康主導權。

但是，這份工作常常像是在逆風而行。

「人生苦短，享受當下才重要。」這是許多人常掛在嘴邊的話。可是，我想問你：如果未來的你，被慢性病纏身，臥病在床八年半直到終老（這是台灣人老病臨終前的平均失能或臥床時間），連最基本的日常生活都無法自理，那麼，這樣的人生還是「苦短」嗎？

我們都希望自己能夠健康地變老，擁有充滿活力的晚年，而不是在病痛與無力中度日。事實上，現代醫學的發展確實讓人類的壽命延長了，但我們是否真正懂得如何讓自己「老而不衰」，甚至活得更好？

在營養諮詢的過程中，我無數次看到大家在健康與人性之間來回掙扎。許多人知道應該做出改變，但總覺得「再等等，沒那麼急」，直到健康亮起紅燈，甚至已經到了疾病難以逆轉的階段，才開始轉念調整心態，再用盡所有的力氣想要挽回健康。曾經有位諮詢個案是大企業經理人，事業輝煌，但長年生活高壓、熬夜、飲食不規律，身體終於撐不住，甚至要服用抗憂鬱藥物、接受心理治療，但狀況始終沒有改善。直到她決心正視自己的健康，認知到「唯有自己才能救得了自己」，開始真正了解身體狀況，改變飲食習慣，調整生活型態，才慢慢找回健康與內在的平衡。

這樣的案例，一直都發生在我們身邊，甚至我們自己就是。根據衛生福利部統計，台灣約有七百多萬名糖尿病患者與前期患者，而未做過血糖檢測或無感的心血管疾病、慢性發炎、代謝症候群廣大民眾，都需要深刻了解「胰島素阻抗」（Insulin Resistance）這個會在全身各處作亂的沉默殺手。

如果時光可以倒流，相信所有人一定會選擇在身體還健康的時候就開始好好愛惜自己、照顧自己。我也想問你：如果現在就能讓你看到十年後的自己，你是否願意為了健康，從今天起，做出不同的選擇？

這本書，就是為了讓你不必等到生病，才意識到健康的重要。

血糖不穩與胰島素阻抗之間的交互問題，是各種慢性病、癌症的共同根源，近十年來更有明顯年輕化的趨勢。糖尿病、肥胖、心血管疾病、失智症、多囊性卵巢症候群、肌少症、骨質疏鬆、睡眠障礙、視網膜病變，甚至是癌症等，這些問題的背後，都與我們身體細胞對胰島素的敏感度下降有關。它悄悄地影響你的身體，讓你變得更容易累、更難瘦、更容易發炎，吃進的營養無法被正常利用、代謝排毒機制又卡關，而你卻可能毫無察覺，這是全身性疾病連環爆發的危險預告。

好消息是，這並不是一條無法逆轉的路。透過正確的飲食與生活方式，我們可以修復胰島素阻抗、降低慢性發炎、重啟代謝，甚至讓生理機能和外貌更年輕！

你選擇的食物，就是你的健康解方。你每天吃進的食物，影響著細胞間的訊息傳導，決定了你的基因開關是否啟動了疾病的風險，還是打造了堅固的防護網。透過本書的完整修復飲食計畫，我們將聚焦在「FIT修復策略」：

F：食物營養（Foods and Nutrition）：精準調整飲食內容，選擇真正有助於穩定血糖、改善代謝的高營養密度食物。

I：腸道功能與菌相（Intestinal Microbiome）：降低發炎風險，修復腸道黏膜，調整腸道菌相，提升消化吸收力。

T：組織細胞健康（Tissue & Cellular Health）：以關鍵營養素修復細胞敏感性，重啟細胞對血糖的調控能力。

當這三大策略與良好的生活型態（運動、睡眠與壓力管理）同步進行，就能形成一套有系統的

「胰島素阻抗修復方案」，幫助你優化代謝、恢復健康，重拾年輕活力。

這不是一場極端飲食的挑戰，而是一場讓你找回身體最佳狀態的修復之旅。你不需要節食，不需要計算熱量，不需要放棄美食，只需要透過正確的方法了解你的身體，選擇適合你的食物，養成規律的習慣，就能讓身體回到健康的正軌。

本書也分享許多經過FIT飲食修復調整的成功案例，證實這項修復計畫可以為廣大的胰島素阻抗血糖問題患者有效達到以下目標：

1 初期血糖異常者——症狀改善，成功逆轉

2 長期慢性病者——配合醫療，代謝更穩定，延緩病程進展

3 健康者——治未病的飲食典範，延緩功能老化

改變，從來不是一件容易的事，但值得我們為了自己的未來，勇敢踏出第一步。這本書不僅是一本帶你遠離疾病、延年益壽的健康指南，更是一封寫給未來自己的信——提醒你，好好愛自己，永遠不嫌晚。

願這本書成為你飲食健康路上的引路人，讓我們一起逆轉胰島素阻抗，同步改善甚至治癒各種慢性病，重啟健康的人生！

第 1 章【認清真相】

血糖並非敵人，
就怕送錯地方

不開門就搗蛋！
血糖無法進入細胞成為營養，
就會變成疾病的溫床

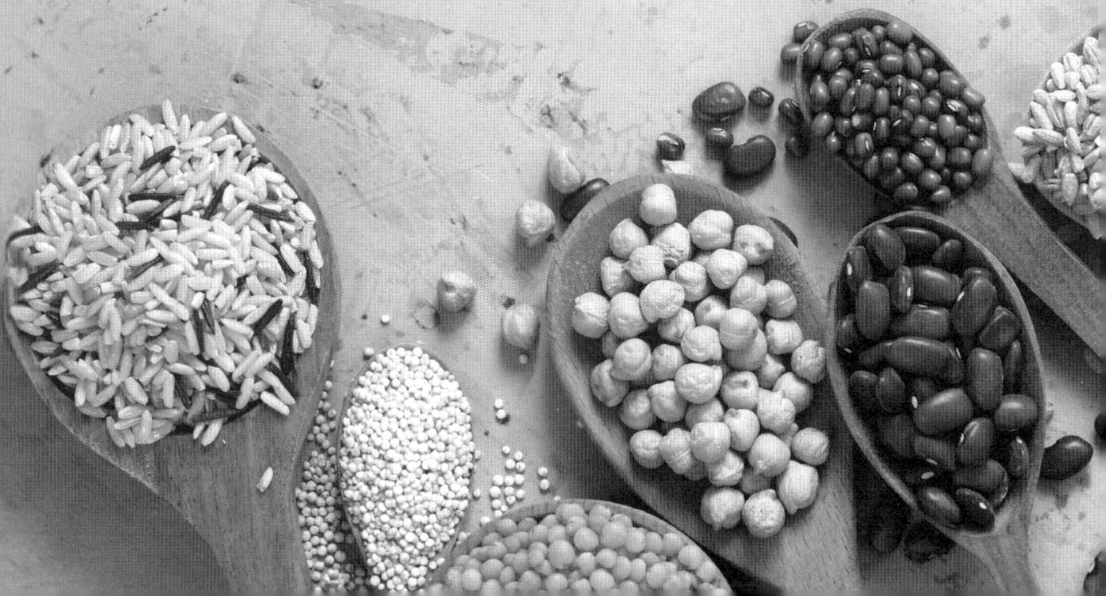

當你翻開這本書，相信你已經意識到血糖管理的重要性。我們經常在醫師或營養師的口中聽到：「高血糖是慢性病的重要根源。」這點毋庸置疑。然而，問題是——高血糖的影響並不會立刻讓你感到痛苦，反而可能在你享受美食、心情愉悅時悄然發生，讓人毫無戒心。

「人生苦短，當然要及時行樂！」這樣的想法讓許多人無視健康警訊，直到某天體檢報告上的數字變紅，或是身體開始出現明顯異狀，才驚覺問題的嚴重性，但這時候往往已經錯過了最好的預防時機。

飲食不當、生活型態不良與精神壓力大，是現代人血糖出問題的主因。最具代表性的疾病就是糖尿病，台灣約有二百多萬名糖尿病確診患者、五百多萬名前期患者，根據國民健康署的調查，十八歲以上的成年人中，**有一一．一%罹患糖尿病**，相當於每十人就有一人確診。而**糖尿病前期（空腹血糖值一〇〇~一二五mg/dL）的比例更高達二五%**，也就是每四人就有一人處於高風險狀態。另外四分之三的人口有很大部分是未做血糖檢測，或有相關慢性病、代謝症候群及無感的慢性發炎體況者，這些人也都可能患有「胰島素阻抗」，但這項共同病因很多人並不知道。

更驚人的是，糖尿病的患者中，竟然有**超過三成不知自己已經生病**。這表示許多人每天照常過著與以往相同的生活，沒有察覺自己體內已經埋下了健康隱憂。胰島素阻抗是一個溫柔的殺手，擅長「溫水煮青蛙」，等你發現明顯的症狀時，它已經不溫柔了，身體裡已是一團風暴。

因此，我真心鼓勵你還有你的家人，每年至少進行一次血液檢查，視需要增加進階檢測項目，並仔細解讀報告。如果有異常數據，不要拖延，應該積極與專業醫療人員討論改善的方法。健康管理就像財務管理一樣，只有定期關注與調整，才能真正擁有長遠的「財富」。

無「糖」最健康？沒有它，我們活不下去

許多人一聽到「血糖」，直覺反應是：「這是一個壞東西！」但事實上，血糖（葡萄糖）是人體最基本的能量來源，對我們的生命維持至關重要。真正的問題不是血糖本身，而是當血糖無法有效被利用時，才會成為健康的隱憂。

【FIT控糖個案】澱粉、碳水不能吃？常見錯誤的飲食恐懼

我的個案中有一位五十五歲的陳小姐，在家族遺傳影響下，健康檢查發現糖化血色素（HbA1c）達到六．三％，已屬於糖尿病前期。由於母親是長年糖尿病患者，並且因併發症最終需要洗腎與臥床多年，陳小姐是主要照顧者，這些年下來深怕最後也步上跟母親同樣的路，因此對「糖」產生極大的恐懼。

她開始極端限制碳水化合物的攝取，水果、飯麵、甜點全數拒絕，幾乎是一刀切的方式來進行節制，改以大量蛋白質飲食。短期內，她的血糖與體重的確下降了，她很開心、很有成就感，但隨著時間推移，她開始出現**嚴重疲勞**、**注意力不集中**，**甚至腎功能指數異常**。

她開始懷疑：「這樣的飲食方式，真的對嗎？」

在營養諮詢中，我發現她最大的問題不是血糖，而是「過度的飲食限制」，反而讓身體陷入能量不足的狀態。當碳水化合物攝取過低時，身體會優先分解肌肉作為能量來源，這就是為什麼她感覺越來越疲憊無力。

我協助陳小姐先把飲食觀念導正，減少她的焦慮感，這是最重要的第一步。經過多次持續的引導，她的體重與肌肉量已逐漸回復，透過調整飲食，我讓她適量攝取健康的碳水化合物（如糙米、藜麥、根莖類），並均衡搭配蛋白質與好脂肪，不僅改善了體力，血糖值也一直維持在正常範圍內。更值得開心的是，她已經解除對碳水化合物和澱粉的恐懼感了。

我的血糖正常嗎？如何確定是否有相關疾病？

基本血糖檢驗是到醫院抽血，以糖化血色素（HbA1c）為指標時診斷如下（進階檢查詳見第五章）：

正常	糖尿病前期	糖尿病患者
＜5.7%（＜5.4%為更理想健康範圍）	5.7~6.4%	≥6.5%

【FIT控糖個案】生酮飲食很有效？當心極端飲食帶來的反效果

王先生是一位三十八歲的上班族，他最近被診斷出患有糖尿病（糖化血色素已到七．二），體重也有過重的情形。醫師建議他要服用降血糖藥物，不過他想給自己半年的時間，先努力改變自己的飲食習慣，看能否不用藥物讓身體改善。

因此，他開始上網研究許多飲食法，嘗試了生酮飲食。生酮飲食是一種極低碳水化合物、高脂肪、適量蛋白質的飲食模式，盡量避免攝取澱粉和水果，以控制血糖避免波動。

生酮飲食期間，他的血糖控制得不錯，體重與體脂也降了下來，但他自己其實並不是真正喜歡與習慣生酮飲食，一切的改變都是為了改善血糖與體重而做的努力。歷經半年後，他覺得應該改善得不錯了，不過回診後發現，他的膽固醇升至三〇〇mg/dL，低密度脂蛋白膽固醇（LDL-C）也飆到二二〇mg/dL以上，身體發炎指標（hsCRP）也異常升高。

因此，王先生被醫師告誡必須停止生酮飲食，然而他恢復原本的飲食後，血糖竟然又快速飆升回來，讓他感到無所適從。

我幫他深入做飲食評估後發現，王先生長期攝取大量**紅肉**、**雞皮**、**動物性脂肪**，導致飽和脂肪過高。原來他聽從朋友建議，認為動物性油脂是「天然」好油，可以多吃，因此長期吃紅肉、雞皮吃得非常開心。這樣的飲食雖然短期內讓血糖下降，卻加劇了胰島素阻抗與身體發炎的狀況，使得他回到一般飲食時，血糖迅速回升。

我協助王先生做特定的血液分析檢測：空腹胰島素（Insulin），透過空腹血糖與胰島素值算出「胰島素阻抗指數」（HOMA-IR），結果數值已經高達二．二，代表**身體有胰島素阻抗的問題**，**也就是細胞對胰島素的敏感性已經變差**。在這種情況下，細胞就不容易主動抓取血液中的糖分進來作為營養，這使細胞變得飢餓，組織器官無法獲得養分，同時血管中的血糖不斷累積，居高不下，開始損壞血管壁。

透過調整飲食結構，減少動物性脂肪，改用橄欖油、堅果、深色蔬菜，王先生開始攝取健康且適合分量的碳水化合物，我也建議他食用緩解發炎的特定食物與營養素，一段時間後，他的血糖與膽固醇終於恢復正常。

以上這兩位個案有雷同之處，就是血糖偏高，對澱粉心生恐懼，為了努力「降血糖」而自行用極低澱粉的飲食方式來調整。雖然後來血糖降下來了，但身體其他問題卻又一一浮現，反而增加更多的健康風險！

大眾對於血糖的意識，經常很兩極化：一種是無心理會，一種是過猶不及，或是喜歡用「快速簡化的單一做法」進行飲食調整，如果沒有清楚了解自己身體的真實狀況，這樣很可能適得其反，身體和既有疾病反而會變得更糟。

血糖是營養正能量，還是致病負能量？

血糖也就是葡萄糖，是身體的主要能量來源，它絕對跟我們是「一國的」。人體血液中大約有四至五公克的葡萄糖在循環（相當於一茶匙的糖）。我們的大腦、紅血球，甚至肌肉在進行高強度運動時，都依賴葡萄糖作為能量。沒有足夠的血糖，身體就會開始分解肌肉來當作能量消耗，正如我的個案所經歷的那樣。當身體長時間處於能量不足的狀態時，新陳代謝率也會下降，反而對健康造成負面的影響。

胰島素阻抗和血糖有什麼關係？

空腹血糖值和空腹胰島素值都要以醫療院所或醫事檢驗所抽血檢驗的數據為主，套入以下公式，計算出數值大於一．五即有輕微胰島素阻抗，數值越高，表示細胞對胰島素的敏感性越低，也就是胰島素阻抗問題越大，這是新陳代謝異常、胰臟功能失調的關鍵訊號。

胰島素阻抗指數（HOMA-IR）＝空腹胰島素值（μU/mL或mIU/L）× 空腹血糖值（mg/dL）÷ 405

想像一下，如果家裡斷電了，電器就無法運轉，血糖對身體來說就像電力一樣重要，它讓我們的身體能夠正常運作，提供大腦和肌肉所需的能量。不過，任何事都不能過猶不及，血糖也需要適當的管理，否則會出大問題。

沒有血糖，我們活不下去，因此血糖並不是敵人，而是生存的重要夥伴。但是當我們的飲食過於精緻、過多糖分，或細胞接收糖分的功能發生障礙，導致能量供給與新陳代謝的方向被改變了，血糖就會變成身體的負擔和各種疾病的養分。

胰島素是鑰匙，打開細胞大門讓葡萄糖進入

當我們吃進食物後，這些食物會如何轉化為身體的養分與能量呢？為什麼有些人吃東西會增加肌肉，而有些人則容易囤積脂肪？這與血糖的運輸和胰島素的調控有關。

在血液循環裡蓄勢待發的營養

當你大快朵頤享受餐點，同時也是在餵養身體各種細胞，讓它們飽餐一頓的滋養過程。食物進入口腔後，經過充分咀嚼（理想狀況是每口咀嚼二十五到三十下），進入胃部，在胃酸與消化酵素的作用下進一步分解。接著，胰臟、小腸等器官會分泌多種消化酵素，這些酵素有如不同規格的菜刀，將食物中的澱粉轉化為葡萄糖，把蛋白質分解成胺基酸，脂肪分解為脂肪酸。

當心胰島素阻抗！從體感症狀警訊到慢性疾病風險上升

・體感症狀

常感疲倦、容易飢餓、吃多喝多尿多、體重異常（肥胖或肌肉流失而變瘦）、黑棘皮症（頸部、腋下、鼠蹊部的皮膚變厚變黑）、皮膚問題（痤瘡、乾癢、長疣、水泡、頻繁感染）、指甲脆裂、掉髮、視線模糊、傷口癒合慢、長期情緒低落或躁動等等。

・慢性疾病風險上升，甚至進展到嚴重疾病

第二型糖尿病、高血壓、高血脂、脂肪肝、心血管疾病（如動脈硬化、心肌梗塞、中風）、腎功能下降、視網膜病變、睡眠呼吸中止症、骨質流失或骨質疏鬆、荷爾蒙失調（如多囊性卵巢症候群）、腸道功能失調（如菌相失衡、腸道發炎、腸道屏障功能下降）、憂鬱症、嚴重者可能進展至感染（如蜂窩性組織炎）或糖尿病末期併發症（如截肢），罹患癌症的風險也大幅上升。

腸胃道這個食物處理廠，能幫你將大口吃進來的食物，轉變成小分子規格的養分包裹（如葡萄糖包裹），接著被腸道吸收，送進血液循環。

當葡萄糖進入血液後，血糖濃度上升。此時，胰臟會偵測到變化，並分泌胰島素。胰島素的主要功能是幫助葡萄糖進入細胞，提供能量。可以把胰島素想像成一把「鑰匙」，負責打開細胞的大門，好讓葡萄糖順利進入，提供器官組織的細胞使用或儲存。

胰臟健康與胰島素分泌的重要性

肌肉細胞和肝臟細胞就像是身體的「能量倉庫」，它們接收葡萄糖後，可以直接使用，或儲存起來供日後調動。當細胞順利接收葡萄糖並轉化為能量，身體便能維持正常運作。如果胰島素功能正常，血糖會在適當範圍內波動，不會對健康造成影響。

然而，當胰島素作用異常，這把鑰匙就會變得如同生鏽無法正常運作，無法打開細胞大門，葡萄糖無法進入細胞，只能在血液中累積，造成血糖升高。長期如此，會對全身健康造成嚴重破壞，一來營養不足，引發各器官機能障礙，再來也會導致排毒功能異常的風險。

因此，**保持胰臟健康、胰島素分泌正常，確保這把「鑰匙」維持良好狀態，是維護健康與預防慢性病的重要關鍵之一**。

胰島素的生理作用

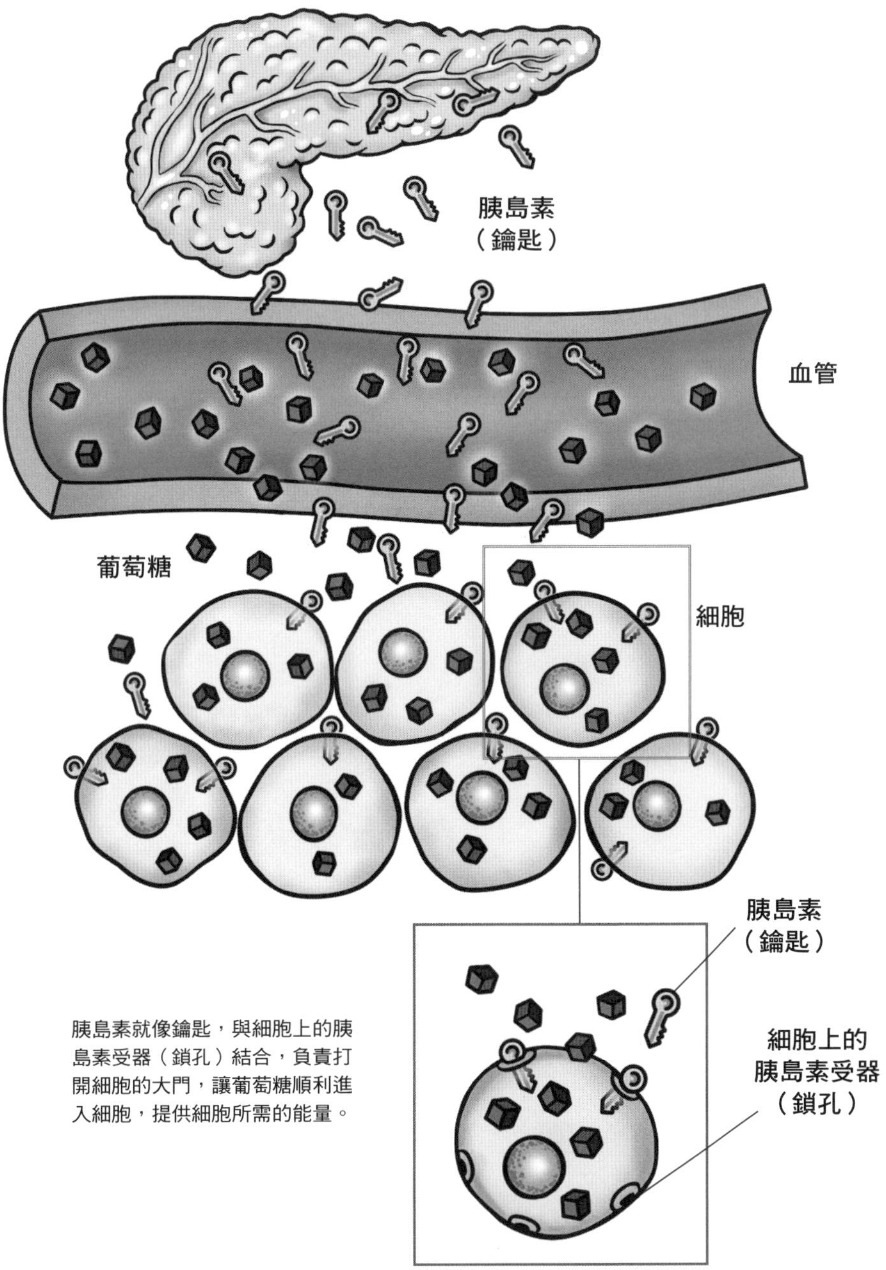

胰島素就像鑰匙，與細胞上的胰島素受器（鎖孔）結合，負責打開細胞的大門，讓葡萄糖順利進入細胞，提供細胞所需的能量。

胰島素阻抗：鎖孔生鏽，細胞大門無法開啟

身體的能量運作，就像一個完善的鑰匙與大門系統。當我們吃進碳水化合物，這些食物會被分解成葡萄糖進入血液，作為能量來源。然而，葡萄糖無法自行進入細胞，它需要「胰島素」這把鑰匙來開啟細胞大門。

理想情況下，這個系統運作順暢，每次吃飯後，胰臟會適量分泌胰島素，細胞感應到鑰匙的存在後打開大門，讓葡萄糖進入並轉化為能量。但當飲食與生活習慣不佳時，這個過程可能會出現異常，導致血糖調控失衡。

【狀況1】「鑰匙」需求量過大：胰臟過勞，恐損壞甚至停止分泌

平常運作順暢的代謝機制非常敏感，會因為我們吃的食物內容和分量不當，打亂了正常的運作。如果日常飲食中含有大量**精製澱粉與糖分**（如含糖飲料、糕點、餅乾、麵包、過量麵食、過量白米飯等），會使血糖快速升高。這時候，胰臟必須趕緊製造大量胰島素，也就是需要大量的「鑰匙」，來應對大量湧入的葡萄糖。

然而，當這種情況頻繁發生，胰臟長期處於高負荷狀態，就像一間工廠不斷超時運作，久而久之導致生產效率下降，影響胰島素的分泌功能——**出錯率增加**、**減產**，**甚至停產**，使得血糖調控失衡，就會增加糖尿病和血糖相關疾病的風險。

血糖濃度過高，造成胰臟功能失衡的演變過程

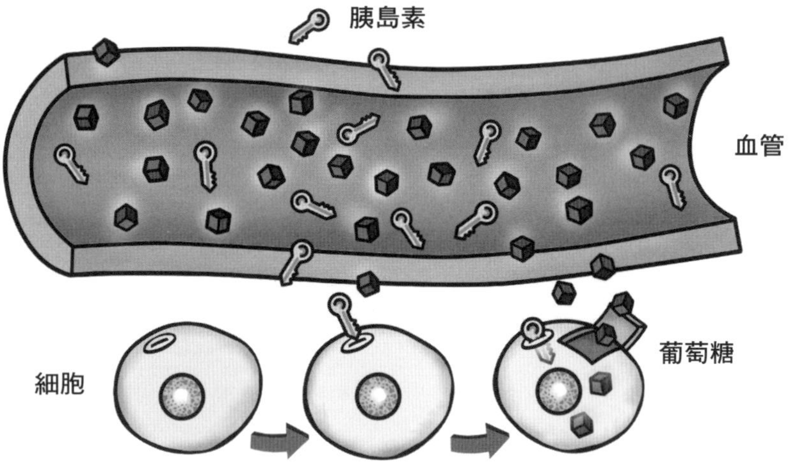

A

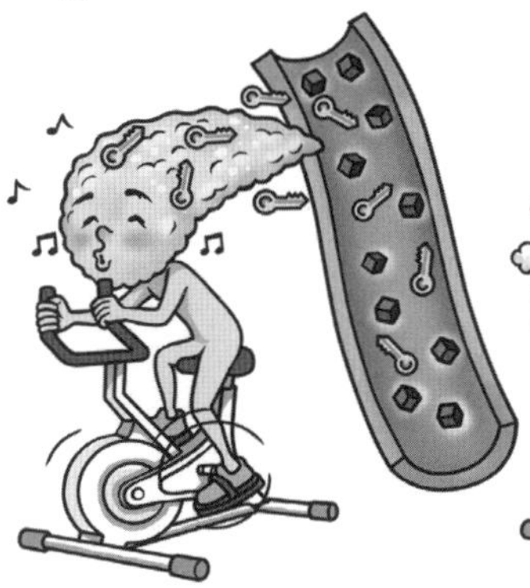

在正常血糖濃度下，胰臟工作量正常，胰島素分泌順暢。

B

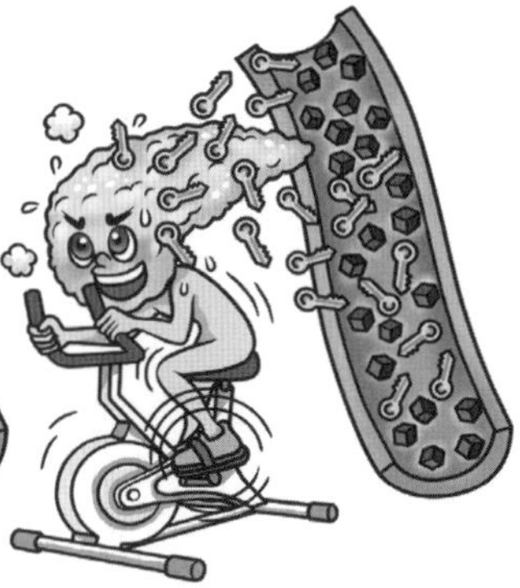

當血糖快速升高時，胰臟必須製造大量胰島素，來應對大量湧入的葡萄糖。

C

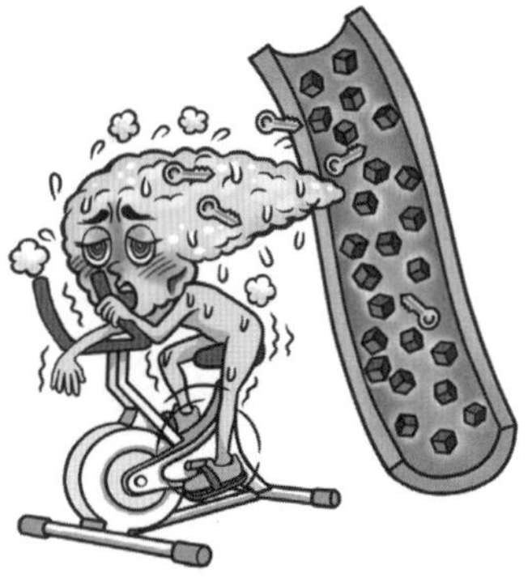

若血糖濃度經常處於高檔，胰臟長期處於高負荷疲乏狀態，導致胰島素無法正常製造，血糖呈現高檔，細胞卻無法獲得糖分，造成細胞飢餓。

細胞對胰島素的敏感性變差，造成胰島素阻抗

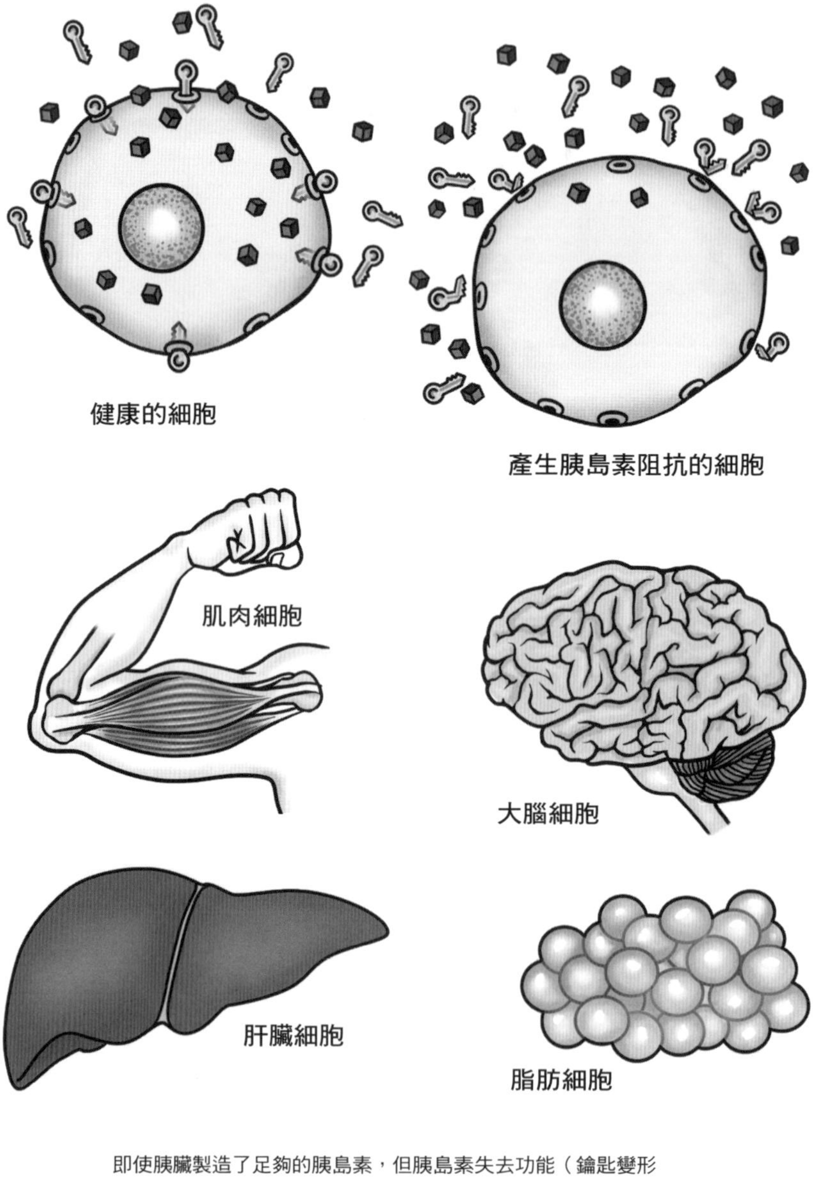

即使胰臟製造了足夠的胰島素，但胰島素失去功能（鑰匙變形扭曲），或是細胞對胰島素產生阻抗（鎖孔生鏽），無法打開細胞大門，導致葡萄糖滯留在血液中，細胞便無法獲取能量，也會影響肌肉、肝臟、大腦與脂肪細胞的正常代謝運作。

【狀況2】「鎖孔」生鏽：細胞門打不開，營養吃了卻進不去細胞

另一種麻煩的情況，則是**細胞對胰島素的敏感性下降，也就是「胰島素阻抗」**。當細胞對胰島素的反應變差時，即使胰臟分泌了足夠的胰島素，這些「鎖孔」卻已經生鏽，無法順利開啟細胞大門，會導致葡萄糖滯留在血液中，而細胞卻無法獲取能量。

為了應對這種情況，胰臟會被迫分泌更多胰島素，希望透過增加鑰匙數量來強行開啟細胞大門。但這種補償機制並不能從根本解決問題，只會讓胰島素的需求越來越高，形成惡性循環。

最終，當血糖長期偏高，沒辦法有效率地將糖分送到肌肉與肝臟細胞裡，血管猶如泡在糖水裡，就會造成全身血管和神經各處發炎與破損，糖蛋白沉積物還會堵塞血管，微血管破損或被堵爆時，眼睛、腎臟等細微組織都會遭殃，大血管堵塞或硬化、剝離，則可能引發冠心病、腦梗塞甚至危及性命，這樣事情就大條了。

當全身細胞長期處於能量不足的狀態下，會出現**經常性的疲勞**、**注意力不集中**、**總覺得飢餓而多吃**、**代謝功能下降**、**活動和思考遲鈍**，**甚至影響免疫力**，使身體更容易出現慢性發炎與疾病，這正是胰島素阻抗帶來的全面性後果。

血糖無法進入細胞，就會轉為脂肪儲存

當胰島素這把鑰匙或細胞鎖孔開始生鏽，葡萄糖無法進入細胞內供應能量，而是滯留在血液中。為了維持血糖穩定，身體會啟動另一套機制，將這些過剩的葡萄糖轉化為「脂肪」儲存。

壞消息：脂肪組織可以無限擴張！

血糖具有轉化成脂肪的特性，這意味著，如果飲食中經常攝取過多的精製糖分，或血液中積存著很多葡萄糖，身體會為了保護血管，避免過多糖分長時間停留在血液中對血管造成損害，而將多餘的血糖轉變成脂肪，存放在脂肪組織中。脂肪組織的特性在於可以無限擴張，不論是原有的脂肪細胞變大，還是新生成更多脂肪細胞，身體都能不斷增加儲存空間，以容納過剩的能量。

這就像是家中冰箱已經塞滿食物，但還是持續購買新的食材，最後只好添購更多冷凍庫來存放多餘的食物。人體的這項機制，本質上是為了應對食物短缺時期，身體能動員這些儲存的脂肪作為能量來源，甚至在缺水時，脂肪還能分解產生水分，幫助維持生理機能。

夢魘般「又胖又虛又病又老」的身體悄悄形成

然而，現代的環境已經發生劇變，人類幾乎不再面臨饑荒，反而是過量攝取高熱量、精製食品的機會大幅增加。儘管環境變了，我們的基因卻並未調整，身體仍然忠實地執行「儲存能量」的任

高糖飲食的惡性循環

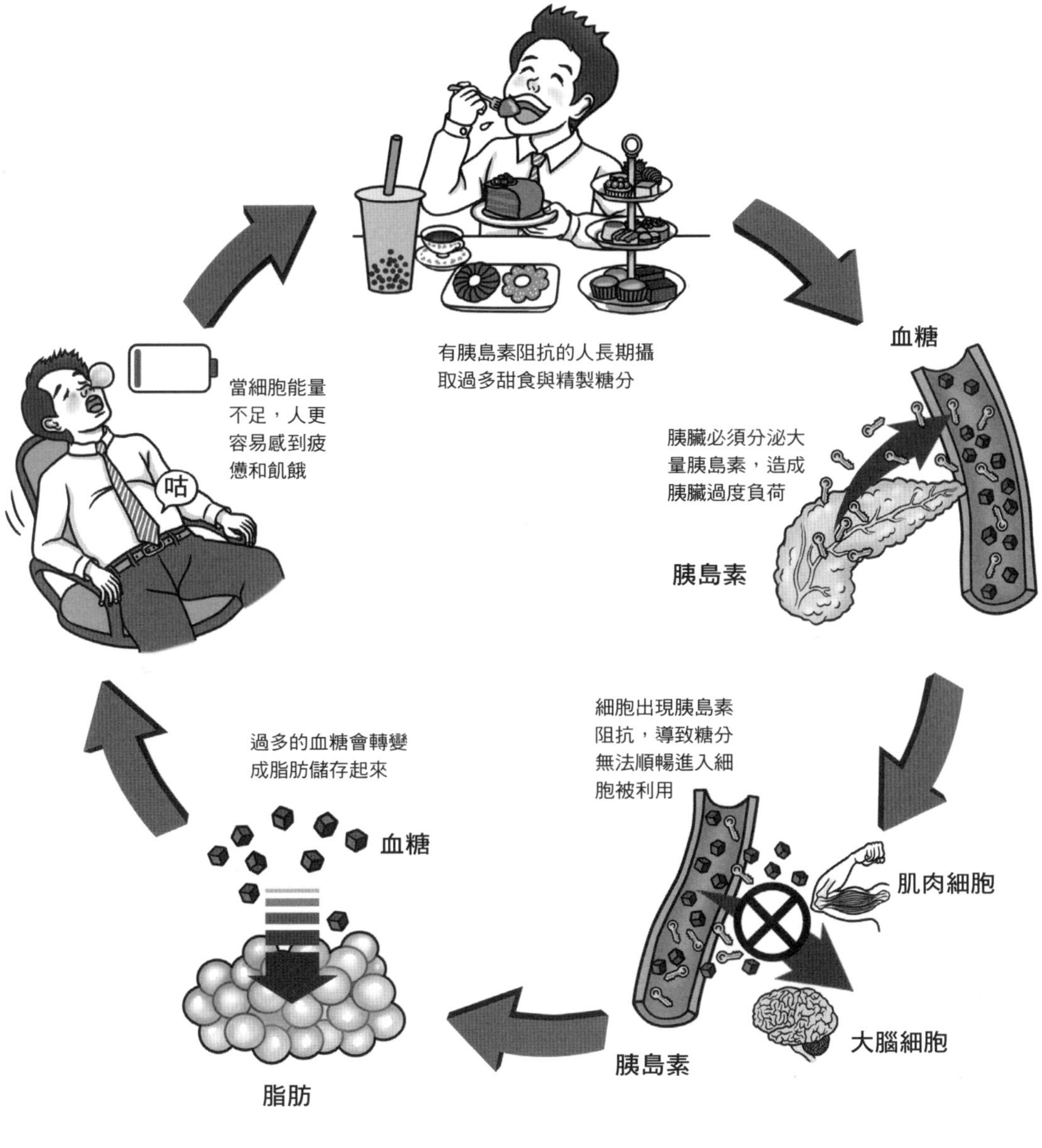
有胰島素阻抗的人長期攝
取過多甜食與精製糖分
血糖
胰臟必須分泌大
量胰島素，造成
胰臟過度負荷
胰島素
細胞出現胰島素
阻抗，導致糖分
無法順暢進入細
胞被利用
肌肉細胞
大腦細胞
胰島素
過多的血糖會轉變
成脂肪儲存起來
血糖
脂肪
當細胞能量
不足，人更
容易感到疲
憊和飢餓
咕

務，將多餘的熱量轉變為脂肪。當體內的脂肪倉庫超載，脂肪細胞的壓力逐漸增加，就會成為發炎的溫床，開始釋放「發炎因子」，進一步干擾胰島素的功能，讓胰島素阻抗加劇，形成另一種惡性循環。

問題加劇：慢性發炎擾亂代謝系統

當血糖長期處於高濃度時，不僅影響能量代謝，還會引起發炎，進一步擾亂身體的運作。這種持續性的發炎反應不僅會損害血管與細胞，也會增加慢性疾病的風險，如動脈粥狀硬化、糖尿病、脂肪肝等代謝疾病。

健康崩盤前兩大求救訊號

- **急性發炎：**這是身體的即時反應，例如傷口感染、牙痛或急性腸胃炎，通常會伴隨紅腫熱痛，有如森林大火，提醒我們身體正在處理問題（快帶我去看醫生，我痛到受不了！）這是一種短期的修復機制，由免疫系統啟動白血球，對抗外來病原，並協助組織修復。
- **慢性發炎：**屬於一種低度、長期、持續性的發炎狀態。麻煩的是，你通常沒有明顯的不適症狀，因此容易被忽略（我很好啊，幹嘛要去看醫生！）這種隱形的發炎，有如小火苗在身體多處悶燒，會在身體各個組織中慢慢擴散，影響細胞功能，長期下來可能導致各種慢性疾病，如心血管疾病、糖尿病、肥胖、阿茲海默症，甚至癌症。其實，**高血糖就是造成慢性發炎的關鍵兇手**。

早在二〇〇四年，《時代雜誌》（*Time*）就將慢性發炎稱為「人體的祕密殺手」（The Secret Killer），因為它不會立即帶來明顯的不適，但卻在體內不斷破壞健康。這種容易被忽視的發炎反應，才是最可怕的敵人！

摧花辣手！加劇老化速度的「糖化終產物」

高血糖是慢性發炎的主要誘因之一，但它不會帶來立即的疼痛，因此很少讓人警覺。然而，當血糖長期偏高，會在血管與組織中引發低度的發炎，使身體處於長期的壓力狀態。

首先，胰島素阻抗的問題會開始加劇，當胰島素無法順利開啟細胞大門，血糖無法被有效利用，就會滯留在血液中，迫使胰臟分泌更多胰島素。長期下來，不僅加重胰臟負擔，也會進一步惡化胰島素阻抗，使細胞對胰島素的反應更加遲鈍。

此外，血糖還會與身體的蛋白質結合，產生讓你老化的「糖化終產物」（Advanced Glycation End Products, AGEs），影響細胞與血管健康。這些糖化終產物不是單純的血糖副產品，而是會對身體造成破壞性的傷害。它們會在體內慢慢累積，並與細胞表面的一種叫做「RAGE」的受體結合，像是打開了一個發炎的開關，讓血管內皮細胞與免疫細胞釋放大量的發炎物質（例如IL-6、

TNF-α等），使身體長時間陷入慢性發炎狀態。

此外，糖化終產物還會讓體內的蛋白質和膠原蛋白變得僵硬、功能不正常，導致組織變硬、彈性變差，讓血管提早老化、皮膚鬆弛、骨骼變脆，甚至傷害眼睛，增加視網膜病變的風險。長期下來，也會大幅提高罹患心血管疾病、腎臟病、阿茲海默症等慢性病的機率。

總結來說，長期血糖過高不僅是代謝異常的問題，還會引發全身性的慢性發炎，影響血管、脂肪組織，甚至干擾胰島素的作用，使代謝問題更加嚴重。這也是為什麼**「控制血糖」與「維持胰島素敏感性」，對於健康至關重要**。當高血糖與發炎反應互相影響，這場看不見的健康風暴就會持續擴大，直到損害難以挽回。因此，早一步行動，穩定血糖，才能阻止這場無聲的健康危機。

解決之道：修復胰島素阻抗，降低慢性發炎

經過前面的解析，相信你已經理解到高血糖、胰島素阻抗與慢性發炎之間的密切關聯。這並不是一個短時間內出現的問題，而是長期飲食與生活習慣影響下的結果。好消息是，只要我們從根源調整，就能有效修復胰島素阻抗，降低發炎反應，幫助身體回歸健康狀態！

用「除鏽計畫」消滅發炎因子

想像你的細胞門鎖生鏽了，胰島素這把鑰匙怎麼轉都轉不動，葡萄糖無法進入細胞，只能滯留

在血液中，甚至被轉化成脂肪儲存。這時候，我們需要「除鏽」，讓鑰匙重新發揮作用！**減少高糖飲食、增加運動與適當的營養補充**，可以幫助細胞恢復對胰島素的正常反應，讓葡萄糖順利進入細胞，轉化為能量，而不會造成血糖飆升或脂肪堆積。

慢性發炎就像是身體裡悶燒的小火苗，長期燃燒會逐漸傷害細胞與器官。我們可以透過減少過量的食物和糖分攝取，避免讓血糖長期處於高峰狀態，減輕細胞的壓力。同時，也要降低日常飲食中容易產生發炎因子的食物，例如**減少高溫烹調、避免燒烤、炸物與過度加工食品**，因為這些食物容易讓身體產生糖化終產物（AGEs），加劇細胞發炎。

此外，**攝取富含抗發炎營養素的食物，可以幫細胞減火**。例如Omega-3脂肪酸（來自中小型高脂魚、亞麻籽）、多酚（來自綠茶、藍莓）、維生素C（來自芭樂、奇異果）以及鎂（來自深綠色蔬菜、堅果類），都能幫助身體緩解慢性發炎。

腸道健康，也是穩定血糖、修復胰島素阻抗的重要環節之一。健康的腸道可以有效吸收食物當中的營養，降低發炎反應，並優化腸道菌相。若腸道黏膜受損或菌群失衡，則會影響營養吸收，甚至引發慢性發炎，加劇胰島素阻抗。因此，透過增加膳食纖維、補充益生菌以及減少高糖、加工食品攝取，都能幫助打造健康的腸道環境，強化血糖調控能力。

高質量運動和睡眠，有助血糖穩定

除了飲食調整，生活習慣的改變同樣重要。規律運動可以提升胰島素敏感性，幫助血糖穩定。

睡眠充足也是關鍵，因為睡眠不足會干擾胰島素功能，使血糖更不穩定，建議**每天保持七到八小時的高品質睡眠**。另外，壓力管理不可忽視，長期壓力會讓皮質醇飆升，影響胰島素功能，透過靜坐冥想、深呼吸、戶外活動來調節壓力，能讓身體更穩定地運作。

【FIT控糖個案】從疲憊易胖到重拾活力，中年危機逆轉勝

五十二歲的張小姐，近年來總覺得體力變差，容易疲勞，體重不斷上升，頭髮也開始越掉越多。她以為只是「年紀到了」，但健康檢查卻顯示她的空腹血糖偏高、胰島素阻抗指數上升。醫生警告她若不調整生活方式，很可能發展成糖尿病。

她決定從飲食與生活習慣著手，跟著FIT計畫逐步改變。我協助她開始減少精製碳水的攝取，改用雜糧飯、適量根莖類取代白米、白麵包，並戒掉含糖飲料；她也增加了好油脂與優質蛋白質的攝取，如酪梨、堅果、鮭魚，以及適量的豆類，幫助穩定血糖。我也幫她規劃個人化的營養素補充品，讓身體可以補充到飲食不足的營養，促進代謝，提高細胞的修復能力。

她從最簡單的超慢跑開始運動，後來加入重量訓練和瑜伽，試著提高肌肉量；也調整作息，從原本半夜兩點才睡的習慣，調整到晚上十一點前就寢，並減少宵夜與熬夜，讓胰臟有機會休息，讓功能恢復正常。

三個月後，她的血糖指數已經有明顯進步，六個月後就回到正常範圍，精神變好，體重也減輕

了五公斤。更重要的是，她的胰島素阻抗改善了，血糖波動變小，身體狀況明顯變好，因此很感謝我如同陪跑教練般給她的協助與鼓勵。

胰島素阻抗不只是和糖尿病有關，也是廣大慢性病、代謝症候群發展的關鍵病理基礎。如果能及早調整飲食與生活習慣，修復細胞對胰島素的反應，並降低慢性發炎，不僅能減緩甚至完全擺脫嚴重的併發症，前期患者也能有效改善體質、恢復整體健康，對健康者而言更能維持身體功能健康，減緩老化的速度。

ＦＩＴ不是短期的飲食計畫，而是長期的生活調整，當你開始行動，你會發現**身體的變化比你想像中更快、更明顯！**現在，就從一個小改變開始，給身體一個恢復健康的機會吧！

第 2 章【問題根源】

胰島素阻抗，是慢性病禍首

「我不接受你的指令！」
全身三十七兆細胞短路、
罷工的危險警報

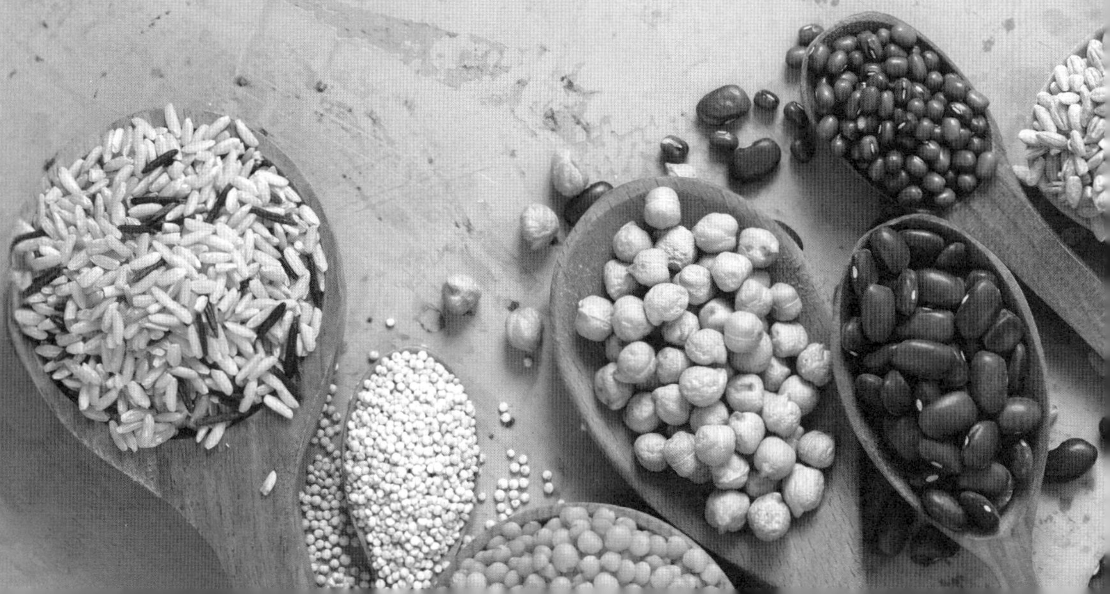

若我們的目標不僅是「降低血糖」，而是讓身體維持健康，減少慢性疾病的發生，甚至希望已罹患的疾病能康復，就不能忽略「胰島素阻抗」這個關鍵問題。

糖尿病只是與胰島素阻抗高度相關的疾病之一，研究顯示，**胰島素阻抗還與癌症（風險提高十二倍）、阿茲海默症（五倍）、心血管疾病（接近六倍）有關！**如果你有以下健康問題，應該要立即檢視自己是否有胰島素阻抗，找到正確的改善方法，這就像是拆解未爆彈一樣，能及早降低未來罹患疾病的風險。

代謝疾病連環爆：糖尿病、心血管疾病和癌症接連上身

從上一章的內容，我想你已經了解血糖、胰島素阻抗與血管損傷之間的關聯性了。再次用一個令人難忘的比喻：高血糖就像是**「將血管泡在糖罐子裡」**一樣，如果不改善，心血管疾病出現只是早晚的問題。

全球超過五億人受第二型糖尿病所苦

胰島素阻抗是第二型糖尿病與心血管疾病的重要致病機制之一。當細胞對胰島素的反應減弱，血糖無法順利進入細胞，血糖濃度因此升高，長期高血糖會對血管、神經與器官造成傷害，提高心血管疾病、視網膜病變、腎臟病等併發症的風險。

為了維持正常血糖，身體會過度分泌胰島素。然而，長期高胰島素濃度會影響血管內皮功能，造成動脈硬化，進一步增加心臟病與中風的風險。如果這種狀態持續，胰島功能會逐漸衰竭，最終需要依賴胰島素注射來控制血糖。

健檢三酸甘油酯為何總是過高？

胰島素阻抗會使過多的葡萄糖轉化為脂肪，進一步合成三酸甘油酯（Triglyceride），增加心血管疾病風險，並促成脂肪堆積於肝臟（非酒精性脂肪肝）及肌肉（會降低肌肉對胰島素的敏感性），甚至影響心臟與胰臟的功能。

可以想像成一個浴缸，當胰島素阻抗發生時，水（血糖）無法正常流入排水口（細胞），水面逐漸升高，最後浴缸滿了，水就會溢出到不該去的地方（脂肪儲存異常）。這就是為什麼胰島素阻抗不只是影響血糖，還會影響全身的代謝健康。

有大型流行病學研究指出，「TyG指數」（Triglyceride-Glucose Index）可作為簡易評估胰島素阻抗的工具。TyG指數是以空腹三酸甘油酯與空腹血糖計算而得，公式為：Ln〔空腹三酸甘油酯（mg/dL）×空腹血糖（mg/dL）／2〕。也就是說，三酸甘油酯與空腹血糖如果居高不下，未來發生第二型糖尿病、心肌梗塞與中風的風險顯著增加，因此可作為早期篩檢的參考指標。

胰島素阻抗也會養大癌細胞？

胰島素本身不只是控制血糖的荷爾蒙，同時也是一種促進細胞生長與增殖的「類生長因子」。當胰島素阻抗發生時，身體會分泌更多胰島素來彌補細胞對訊號的不敏感，導致血中**胰島素與類胰島素生長因子（IGF-1）長期偏高**。

這樣的環境就像是「給腫瘤細胞餵能量」，讓原本可能靜止的癌前細胞得到不當的刺激，不但加速分裂，還減少細胞凋亡。此外，胰島素阻抗常伴隨的慢性發炎狀態，也會為腫瘤提供一個「長期悶燒的小環境」，加速癌細胞基因突變與轉移。

減肥好難？胰島素阻抗讓你變成易胖體質

很多朋友以為，肥胖只是因為吃得多動得少，事實真相是，胰島素阻抗在其中扮演了重要的角色。即使你已經在節食和運動，甚至超級努力地透過極端飲食和高強度運動，在短期內看到效果，但極端方法往往難以持續，最終就會放棄，體重反彈是遲早的事。更糟的是，這些方法有可能加劇胰島素阻抗，使得健康問題變得更加複雜。

腹部肥肉、內臟脂肪最危險

因為胰島素是一種促進脂肪儲存的激素，當身體對胰島素的敏感度降低時，身體會分泌更多的胰島素來試圖降低血糖，而過量的胰島素會促進脂肪細胞的增長，特別是在腹部，形成「內臟脂肪」，這種脂肪會影響內臟功能，並加劇胰島素阻抗，形成惡性循環。

摸一下你的肚子，如果你的腹部脂肪非常肥厚，或是腹部隆起有啤酒肚，那就要當心了，內臟脂肪對健康的危害很大。

為什麼努力節食、運動，還是復胖？

胰島素阻抗與肥胖之間存在著雙向關係。一方面，肥胖本身可能導致胰島素阻抗，因為過多的脂肪組織會釋放一些細胞激素，去干擾胰島素的正常作用，導致胰島素阻抗。另一方面，胰島素阻抗又會進一步加劇脂肪細胞的累積，形成一個令人無奈的循環。

這種情況就像是一艘破船進水了，如果不先修補漏洞（改善胰島素阻抗），再怎麼努力舀水（節食或運動），最終還是會沉船（復胖）。

肌少症與骨質疏鬆：肌肉長不出來，骨骼也變脆

許多人認為，肌少症和骨質疏鬆只是老年人才需要擔心的事，實際上，這些問題可能在你年輕時就默默開始「發展」，而**胰島素阻抗就是助長肌少跟骨鬆的重要因素**。

皮多肉薄「瘦乾巴」鍛鍊不起來的原因

如果你發現，即使努力鍛鍊，平常也有攝取足夠的營養，但肌肉依然難以增長，有可能就與胰島素阻抗有關。胰島素能幫助血糖與胺基酸送往肌肉細胞裡儲存，幫助肌肉修復與增長。如果有胰島素阻抗的情形，便會削弱肌肉對葡萄糖的吸收能力，導致肌肉生長困難。

老本虧空：當心鈣質邊吃邊漏

這影響的層面不只是肌肉，骨骼也會有連帶的影響。對骨骼來說，胰島素具有「促進成骨細胞活性」的作用，**如果骨細胞對胰島素也不敏感，也就是胰島素阻抗，便會降低成骨細胞的活性，降低骨質密度，增加骨折風險。**

還有更麻煩的事，胰島素阻抗也會造成腸道對鈣的吸收率下降，腎臟對鈣的排泄量也會增加。這就很像是：一輩子好不容易慢慢存下的骨鈣老本，一個不小心，就會被花掉了！不過好消息是，若能改善胰島素阻抗的問題，這些狀況都是可以改善的。

多囊性卵巢症候群：胰島素失控，荷爾蒙大亂

多囊性卵巢症候群（Polycystic Ovary Syndrome，簡稱PCOS）在育齡婦女中很常見，在台

灣的發生率約為五％至一〇％，常被誤以為是單純的婦科疾病，單純是荷爾蒙失調，但其實與全身性的代謝問題有直接關聯性。胰島素阻抗就是其中的關鍵因素之一。

女性月經不調與多毛困擾

ＰＣＯＳ經常會有月經不規則、排卵障礙、體毛太多、不孕等不適症狀。許多ＰＣＯＳ個案依賴避孕藥來調節月經，避孕藥的確可以暫時解決月經不規律的問題，但如果不解決胰島素阻抗，症狀仍會持續，甚至會惡化。

那麼，到底ＰＣＯＳ跟胰島素阻抗有什麼關聯呢？由於胰島素阻抗會增加胰島素濃度，這樣的**高胰島素濃度會影響卵巢的功能，導致卵泡無法正常發育，卵巢中形成多個囊泡**。另一方面，**過多的胰島素也會刺激卵巢分泌過多的雄性激素**，會導致月經不規律、痤瘡和多毛等症狀。

因此，必須同時解決胰島素阻抗問題，才能幫助改善月經週期，還能減少其他ＰＣＯＳ相關的症狀。

胰島素阻抗是核心成因，也是關鍵解鎖點

罹患ＰＣＯＳ的人，通常也更容易出現代謝症候群、心血管疾病、糖尿病等健康問題。研究顯示，若針對胰島素阻抗問題進行改善，可以緩解ＰＣＯＳ的症狀，同時降低患者罹患其他慢性疾病的風險。

加速大腦退化：胰島素阻抗與失智症有關

看了幾部有關失智症議題的電影和戲劇，像是《我想念我自己》、《腦海中的橡皮擦》、《如蝶翩翩》，每齣戲的劇情都讓我感動泛淚，真的很揪心，因為失智症是「最悲傷的病魔」。我也會想像，如果自己是劇中的主角，我的人生會演變成怎麼樣的劇情。這些電影更是深刻提醒了我，及早預防失智是很重要的觀念，如果已有失智徵兆，更要積極學習如何延緩病程的發展。

認知障礙可能在中年時就開始發展

許多人認為，認知障礙和失智症只是老年人的疾病，但事實上，**失智問題可能早在中年時就開始發展，胰島素阻抗也是其中的一個重要因素**。認知功能的下降，通常在你「感覺到之前」就已經開始，而胰島素阻抗在這個過程中扮演了推波助瀾的角色。

大腦是人體最大的耗能器官之一，非常依賴血糖過活。因此吃了一頓餐之後，大腦會分走大約二〇%左右的血糖，才能維持正常的運作（儘管它只占全身體重約二%）。這主要是因為大腦細胞（神經元）需要大量的能量來維持電位、進行神經傳導和其他生理功能。葡萄糖是大腦的主要能量來源，因此維持穩定的血糖濃度，對大腦的正常功能至關重要。

如果有胰島素阻抗的情形，將會發生什麼事？就像是電腦效能變慢，甚至容易當機！因為**胰島素阻抗會剝奪大腦取得葡萄糖養分的機會，導致大腦能量不足**，在功能運作上就會斷斷續續。

記憶差、脾氣壞，腦血管可能有損傷

研究顯示，高血糖和胰島素阻抗可能對大腦的結構和功能產生直接的影響，進而導致記憶力下降、學習能力減退、情緒波動等問題。長期持續性的胰島素抵抗和高胰島素濃度，會對腦血管造成損傷。

阿茲海默症的醫學檢測方式

大腦組織也會出現病理上的變化，如β-澱粉樣蛋白的堆積和tau蛋白的異常磷酸化，這些都是阿茲海默症的早期病理特徵。

有沒有一些生物標記檢測方式，可以了解自己是否有阿茲海默症的早期病徵？答案是有的。美國國家老年研究院（National Institute on Aging，簡稱NIA）和阿茲海默症協會（Alzheimer's Association）有提出用於研究與早期診斷的阿茲海默症檢測方式，包括：

- **正子攝影（PET）**：觀察大腦是否有β-澱粉樣蛋白或tau蛋白的堆積
- **磁振造影（MRI）**：評估大腦的海馬迴或腦皮質是否有萎縮，是神經退化的重要指標
- **抽脊髓液**：分析是否有這兩種蛋白質（風險較高，不適合當作例行性檢查）

最新進展！抽血也能早期篩檢？

就在二〇二五年，台北榮民總醫院與韓國漢陽大學攜手合作，開發出一項突破性的血液檢測技

術：透過抽血檢測p-tau217的磷酸化tau蛋白，即可有效篩出阿茲海默症高風險族群。研究結果顯示，這項檢測的早期診斷準確率高達九三%，有望大幅取代昂貴且侵入性高的PET檢查。此研究成果已刊登於國際權威期刊《阿茲海默症與失智症》（*Alzheimer's & Dementia*），為未來的早期診斷與篩檢開啟了新契機。

睡眠問題惡化：睡眠呼吸中止症的隱藏殺手

很多人以為打鼾只是睡覺時發出的聲音，是個小問題而已（大不了就是影響另一半的睡眠而已）。事實是，打鼾可能是睡眠呼吸中止症（Obstructive Sleep Apnea，簡稱OSA）的早期徵兆，而OSA會對整體健康產生重大的影響。

戴正壓呼吸器無法治本

大家可能也會認為，睡眠問題與血糖濃度無關，只是壓力、肥胖、環境或睡眠習慣不良引起的。事實上，胰島素阻抗、高血糖與睡眠質量有著密切的關聯，僅僅補充睡眠時間並不能解決所有問題。

睡眠呼吸中止症是一種常見的睡眠障礙，其特徵是在睡眠過程中，呼吸暫時停止了，或變得非常淺以及不規則。研究發現，可能是因為胰島素阻抗影響了身體的代謝過程，導致血糖波動，特別是夜間血糖變得更加不穩定。如果半夜出現高血糖的情形，就更容易醒來，自然就更不容易睡個好覺了。

以睡眠呼吸中止症的處理方案來說，很多人使用持續正壓呼吸器CPAP來改善症狀，因為CPAP可以透過持續提供正壓氣流來保持氣道暢通，減少睡眠中呼吸暫停的次數。然而，許多患者發現戴著CPAP睡覺真的不舒服，難以持續使用。此外，CPAP只能緩解症狀，無法解決引發睡眠呼吸中止症的根本原因。如果患者本身已經有胰島素阻抗的問題，卻不去解決，睡眠問題仍會持續，用CPAP機器只是治標不治本。

胰島素阻抗會干擾褪黑激素分泌

胰島素阻抗與睡眠品質有什麼關聯性呢？由於胰島素阻抗會導致胰臟分泌更多的胰島素來維持正常血糖濃度，這時**過量的胰島素會影響大腦中神經傳導物質的合成，譬如干擾褪黑激素的分泌，導致入睡困難和睡眠品質下降**。

第 3 章【扭轉局勢】

提升胰島素敏感性，身體更年輕

一定要及早切斷
「血糖塞車——全身發炎」的
惡性循環

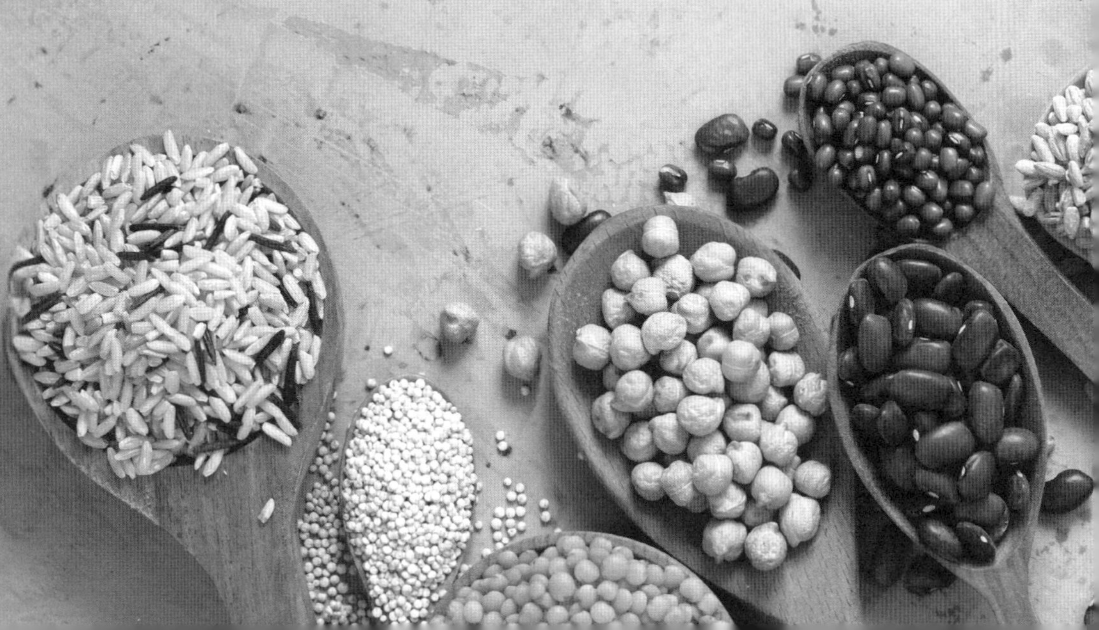

降低慢性發炎，有效改善代謝健康

如果你想要改善代謝疾病，甚至再積極一點，希望自己沒有病，讓身體更加年輕，那就要讓代謝狀況更加健康。這時，有兩件事一定要一輩子記住，那就是**「提升胰島素敏感性，修復胰島素阻抗」**以及**「降低慢性發炎」**。

身體到處發炎，都是胰島素阻抗惹的禍？

胰島素阻抗與發炎之間的關係有點像「雞生蛋、蛋生雞」的概念。兩者相互拖累，並且形成一個會越演越烈、到處延燒的惡性循環。

胰島素阻抗會導致體內血糖濃度難以控制，胰臟需要分泌更多的胰島素來試圖維持正常的血糖濃度。如果長期下來，胰島素濃度一直居高不下，除了脂肪越儲存越多，也會導致脂肪組織放出許多「促發炎因子」（如腫瘤壞死因子TNF-α、白細胞介素IL-6），造成身體各處發炎（你可以想像，這個導火線把脂肪組織也燒起來了，而且遍布全身）。

可怕的是，問題還不僅如此，發炎也會干擾細胞對胰島素訊號的傳導功能，導致肌肉和肝臟對胰島素的反應都減弱，也表示胰島素阻抗的問題會更加嚴重，各種代謝性疾病（如糖尿病、心血管疾病、肥胖等）的風險會更為提高。

關鍵解方：提升胰島素敏感性

先不要失望，解方來了！**只要「提升胰島素敏感性」就能有效減少身體的發炎反應**。從血液檢測來說，高敏感性C反應蛋白（hsCRP）是一個常見的發炎性生物標記，當身體發炎時，hsCRP的濃度就會升高。研究發現，當個體的胰島素敏感性提升，hsCRP的濃度會下降，身體的發炎反應就能得到緩解。除了hsCRP之外，其他如白細胞介素-6（IL-6）、腫瘤壞死因子α（TNF-α）等發炎因子的濃度，也會隨著胰島素敏感性的改善而下降。

從我多位實行FIT修復計畫的個案中，都能發現這樣顯著的改變！一些胰島素阻抗的患者，可能會出現慢性疲勞、持續的肌肉疼痛，或僵硬、皮膚狀況惡化（如痤瘡或紅斑性狼瘡）等症狀，這些症狀經常都與慢性發炎有關。當這些患者透過改善飲食、營養素、增加運動與改善睡眠品質來提升細胞對胰島素的敏感性時，不僅血糖會變得更穩定，這些發炎相關的症狀也會逐漸減輕，進而使身體感覺更健康、看起來更年輕。

總之，提升胰島素敏感性不僅能夠改善血糖控制，還能顯著減少體內的發炎反應。這對於有慢性發炎相關疾病的患者來說，都是至關重要的改善策略。

甩掉頑固脂肪，減重更有效

對於想要減重、減脂的個案來說，除了要熱量控制外（也就是消耗的熱量大於攝取的熱量，達到熱量赤字），若能透過營養調整提升胰島素的敏感性，增強脂肪細胞消耗分解的「引擎性能」，燃脂的效應也會加分！

讓脂肪進入「分解模式」的祕訣

首先，讓過多的胰島素回到正常（或是稍低）的濃度，可促進脂肪細胞的分解作用（Lipolysis）。之前的章節有提到，胰島素是一種會在人體產生「儲存」作用的激素，當胰島素濃度偏高，脂肪細胞會傾向於儲存脂肪（將能量送往脂肪倉庫），而非分解脂肪。因此，當細胞對胰島素的敏感性提高時，血糖能正常被組織利用，胰島素濃度就能夠較快地回到正常範圍，這樣脂肪細胞就不會長時間處於「儲存模式」，而更容易進入「分解模式」。

我們可以將脂肪細胞想像成一台汽車的引擎：當胰島素阻抗時，就像是引擎裡的燃油被堵住了，無法充分燃燒，汽車無法高效運作。提升胰島素敏感性則像是清理了這些阻塞，使燃油能夠順利燃燒，引擎就能高效運作。這就如同脂肪細胞得以有效分解脂肪，產生能量，最終就促進了減脂效果。

科學文獻已顯示，當胰島素敏感性提高時，脂肪細胞的分解作用增強，不僅有助於減少體脂，還能提升整體新陳代謝率，使得減重更為有效。

血糖波動大，就容易暴飲暴食

你會覺得自己很容易掉入暴飲暴食的黑洞裡嗎？除了大腦的慾望中樞外，如果你的血糖像是雲霄飛車般地高潮迭起，**經常「高血糖」隨之而來的問題，就是容易有「低血糖」的狀況出現！**血糖突然下降會使人感到強烈的飢餓感，這就會導致暴飲暴食，最終形成一個煞不住的飲食慾望和慣性，導致體重增加。

研究表明，血糖穩定與飲食慾望的控制之間，存在著極為密切的關係，提升胰島素敏感性，避免血糖劇烈波動，能有效地減少食物攝取頻率，降低暴飲暴食的風險，進而有助於控制體重和減少體脂。

增肌效果翻倍，打造代謝型身材

現代人不只關切減脂，更新的觀念是增肌。這讓我想到其中一位個案，她一開始找我是血糖偏高的問題，當血糖穩定下來後，沒想到也讓她平時的運動訓練效果出現了，肌肉量在半年的時間內漸漸拉升了起來，真是為她感到開心！

葡萄糖轉為肝醣或肌肉，作用大不同

如同上述提到的，當胰島素敏感性提升，能量就不會傾向往脂肪細胞儲存，如果再加上有規律的運動（尤其是肌力運動），肌肉細胞就能夠更高效地吸收血中的葡萄糖。這時候，肌肉細胞會走兩個主要的代謝路徑：

路徑一 葡萄糖轉為肝醣：續航效率更好，幫你「裝滿油」快速補給能量

肝醣（Glycogen，或稱為糖原）是身體能量的快速供應站，也很像是車子「油箱裡的汽油」，以便在下一次運動或身體需要時，可以迅速被分解為葡萄糖，供應能量。

路徑二 葡萄糖轉為肌肉組織：修復效率更好，幫你「長肌肉」減少體脂肪

如果你的胰島素敏感性拉升了，同時又有肌力（阻力）鍛鍊，這時胰島素不用分泌太多，就能刺激肌肉「搶食」血液中的葡萄糖與胺基酸，促進肌肉組織中蛋白質的合成。這意味著，細胞能夠以更少的資源進行更高效的肌肉修復工程，你想要看到的「增肌」效果就會更加地明顯！

營養技術：該怎麼把蛋白質吃成肌肉？

肌力鍛鍊過程還有一個隱藏風險，就是當過度訓練時，可能造成肌肉的損傷與流失，若身體有胰島素阻抗的情形，這個問題會更加嚴重。如果胰島素敏感性可以提升，就像是有堅韌的盔甲保護肌肉，不僅能增加蛋白質合成速率，還能降低肌肉蛋白質的分解，這對於肌肉長期的維持和增長至關重要。

對於健身愛好者和運動員來說，更高效地增長肌肉是很重要的目標。除了食物熱量和分量的考量外，如果能妥善選擇身體需要的食物種類與質量，幫助提升胰島素的敏感性，在追求肌肉增長的道路上更能事半功倍！

那要如何吃呢？第六章開始會詳細分享飲食的重要訣竅。先舉例來說，飲食中的蛋白質攝取與適當的胰島素敏感性提升，都有助於肌肉增長和修復。在改善胰島素敏感性的飲食策略中，如增加Omega-3脂肪酸的攝取，可以有效增強肌肉力量和體積。

提升大腦與神經健康，預防阿茲海默症

胰島素對大腦健康至關重要，它參與記憶和學習過程，胰島素阻抗與阿茲海默症等神經退化性疾病密切相關。因此，改善胰島素敏感性，能夠增強大腦認知功能，降低罹患阿茲海默症的風險！

有些諮詢個案給我這樣的回饋：當他們的血糖問題被改善了，除了多了增肌減脂的輕盈效果讓他們很開心外，也會覺得思緒與反應上比較靈活（有位個案的比喻是有如電腦CPU升級），相信這也是大家都想擁有的附加價值。

大腦需要「吃糖」，但小心別寵壞

當胰島素的敏感性提高，將有助於維持大腦對血液中葡萄糖的利用效率，這對於大腦的功能太重要了！**大腦是人體中對葡萄糖需求最高的器官之一**，它需要穩定且充足的葡萄糖供應來維持各項功能，如思考、記憶、決策等等。但如果長期攝取了過多的糖分、慢性發炎，大腦細胞出現胰島素阻抗的問題時，大腦可能無法充分利用葡萄糖，會導致能量不足，進而影響認知功能。

這個過程就很像是城市的能源管理系統，當系統運作良好時，城市的每一個角落都能穩定地獲得電力，確保日常生活和工作順利進行。但如果系統出現故障，電力供應不足，城市的運作就會受到影響，可能出現停電或設備故障。同樣地，提升胰島素敏感性就像是**修復能源管理系統，讓大腦能夠持續獲得穩定的能量供應，維持高效的認知功能**。

預防失智退化，活化腦神經突觸

胰島素敏感性提高的好處，還有**降低大腦和神經系統中的發炎反應**。一旦大腦的慢性發炎持續發生（就像是大腦有小火苗徐徐燃燒著），大腦與神經細胞便會遭受波及，造成損害，這就是阿茲海默症和帕金森氏症的重要元凶。

當胰島素敏感性被提升，就像是這場發炎風暴被平息了，恢復了大腦的平靜，減少神經損傷，保護大腦的健康。研究文獻也指出，胰島素敏感性的改善能夠顯著減少大腦中的發炎指標，並緩解由胰島素阻抗引起的神經退化性病變。

另一方面，當胰島素敏感性提高時，神經細胞能更有效地進行修復，並促進神經元的生長因子（如BDNF）分泌，增加神經突觸的可塑性，這對於**學習和記憶功能的維持至關重要**。神經突觸的可塑性是大腦適應新訊息、形成記憶的基礎。

這可以比喻為一個建築工地，當胰島素敏感性高時，建築工人（即神經細胞）能夠快速有效地修復損壞的建築物（即神經連結），並建造新的建築物，以適應不斷變化的環境和需求。然而，當胰島素敏感性較低時，修復和建造的速度就會變慢，甚至無法完成，導致大腦功能下降，這種情況下就會覺得腦袋遲鈍，有種快速老化的感覺。

維護骨質密度，減少骨折風險

想要更有智慧地照顧你的骨質健康，除了**飲食中的蛋白質、鈣質等營養，平時要有肌力訓練與曬太陽的習慣**，如此能讓胰島素敏感性再提升，就能擁有一加一大於二的「加乘效應」，讓平時累積的努力更加有效！

提升胰島素敏感性對於骨質健康有顯著的促進作用，這個觀點已逐漸被越來越多的研究支持。這效應像是疏通了身體的「營養通道」一樣，身體能夠更有效地利用營養素，不是只有大腦神經受益而已，對於全身骨骼健康也非常重要。

「成骨細胞VS.蝕骨細胞」猶如道路定期養護大隊

如果你以為骨頭是死的，不用餵它什麼能量，那就大錯特錯了！其實骨質是一個持續進行「拆舊換新」的動態組織。這背後的主角是兩種功能相反的細胞：成骨細胞（Osteoblasts）與蝕骨細胞（Osteoclasts）。**就像道路的定期養護一樣，蝕骨細胞像是刨除老舊路面的機具，會先把不平整或受損的骨質鏟除；成骨細胞則像是鋪設新柏油的工程團隊，負責填補修復，讓骨骼結構恢復穩定與平滑**。

當兩者運作平衡時，骨骼就能保持健康與穩定；一旦失衡，例如成骨細胞活性不足或蝕骨細胞活性過強，就容易導致骨質疏鬆或脆弱骨折。過程當中，骨細胞也需要葡萄糖養分作為能量，來參與多種代謝過程，包括骨基質的形成。

胰島素敏感，有助促進骨密度

如果胰島素敏感性提升了，骨細胞對葡萄糖的利用就會更好，如同營養通道變得更寬敞，可以源源不斷地供應給骨細胞使用，更有效地促進成骨細胞生成新的骨基質，填補由蝕骨細胞因分解老舊基質所造成的骨質缺損。

許多研究也證實，胰島素敏感性提升與成骨細胞的增殖和活性密切相關，可支持骨質生長，從而提高骨質密度，有助於預防骨質疏鬆與降低骨折風險，對於從兒童到老年長期骨骼健康的照護，具有關鍵且深遠的影響。

延緩衰老，開啟長壽基因開關

我想先問你兩個問題，第一、你照鏡子時，覺得自己看起來是幾歲？第二、你覺得自己的身體健康狀態，比實際年齡更年輕，還是更老？

如果還有參加學生時期的同學會，看到曾經一起成長的同學們，應該會特別有感吧！有些人看起來依然青春有活力，彷彿時間在他們身上停滯不前；而有些人卻被無情地烙下痕跡，不禁讓人感慨歲月像一把殺豬刀。

老化，的確是人生必經的過程，不過你相信，老化的速度是我們可以掌控的嗎？這些差異並不僅僅是基因遺傳使然。研究發現，有良好的胰島素敏感性，不僅影響我們的健康狀態，還深深影響著我們的衰老速度，不僅可以保持年輕的外表，還能讓體能保持活力，輕鬆自信地迎接每一個新的十年。

幫助抗老基因戰勝自由基

相信你一定有聽過「氧化壓力」四個字，當氧化壓力過高，代表著自由基過多，會攻擊並損害細胞的蛋白質、脂質和ＤＮＡ，長期下來細胞的修復趕不上損傷的速度，就會促進衰老的過程。而當胰島素發生阻抗時，體內經常伴隨著高胰島素濃度以及葡萄糖代謝異常，更會加劇自由基的生成，造成氧化壓力增加，進而加速走向器官、骨骼、皮膚各方面的衰老之路。

若將氧化壓力比喻為城市的空氣污染，當工廠排放過多的污染物（如過多的自由基），造成空氣品質下降，就會導致居民（細胞）健康受損。好消息是，提升胰島素敏感性，就像是引入了先進的污染控制系統，減少工廠的排放，使城市的空氣變得清新，居民的健康便能得到改善，也就等於減少了細胞內的氧化壓力，延緩了衰老的進程。

當心糖化終產物，偷走你的青春

除了氧化壓力之外，另一個讓你不知不覺老得更快的「內部殺手」，就是糖化終產物（AGEs）。如同第一章提到的，當體內血糖過高時，多餘的葡萄糖會與蛋白質、脂質等結合，產生這些具破壞性的糖化產物。AGEs會讓體內的膠原蛋白變得僵硬、失去彈性，造成皮膚鬆弛、關節退化、血管硬化，就像是把身體的年齡悄悄向前推了十年。

更麻煩的是，AGEs還會活化發炎與氧化路徑，讓細胞處於慢性損傷狀態，就像是在身體裡點起一把「低溫慢火」，長期燒耗你的細胞活力。而當胰島素敏感性低下，血糖長期偏高時，更容易讓AGEs在體內大量生成與堆積，進一步推動老化的進程。

好消息是，AGEs的形成是可以透過改善胰島素敏感性來減少的！當身體對胰島素的反應變好，血糖就能更穩定地被利用，不容易在體內亂竄、產生糖化反應，我們的皮膚、血管與器官就能降低受損風險，維持應有的彈性與年輕狀態。

老化速度，是我們可以掌控的！

胰島素敏感性的提高，還能促進抗老基因的表現（如SIRT1、AMPK等抗老基因），這些基因被認為是抗衰老過程中的重要調控者，如果抗老基因被「打開」，就像有個敏銳度很高的系統工程師能發現問題，即時修補DNA損傷，增強細胞對壓力的抵抗力，並促進健康壽命的延長。相反地，當胰島素敏感性低下時，就如同系統工程師的工作效率下降，這些抗老基因是「關閉」的，就容易導致細胞損傷擴大，加速衰老。

想變年輕，為粒線體發電廠補充能量

胰島素敏感性提高還有一個重要功能，就是維持細胞內的「發電廠」粒線體的功能。粒線體是細胞的能量工廠，負責產生能量ATP來支持各種生理功能。壞消息是，隨著年齡增長，粒線體功能會逐漸下降，這個過程也與胰島素阻抗脫不了關係。

還好，我們還是有努力的方法，根據研究指出，提升胰島素敏感性能支持強化粒線體的功能，讓細胞保持應有的能源，從而延緩衰老，保持活力。這是人體由內而外的能量，也是讓體質和容貌變得比實際年齡更年輕的重要關鍵。

第 4 章【修復計畫】

用 FIT 策略重啟代謝力

依據個人體況，
有效消除壓力胖、逆轉老化、
提升疾病康復率的全生活調理法

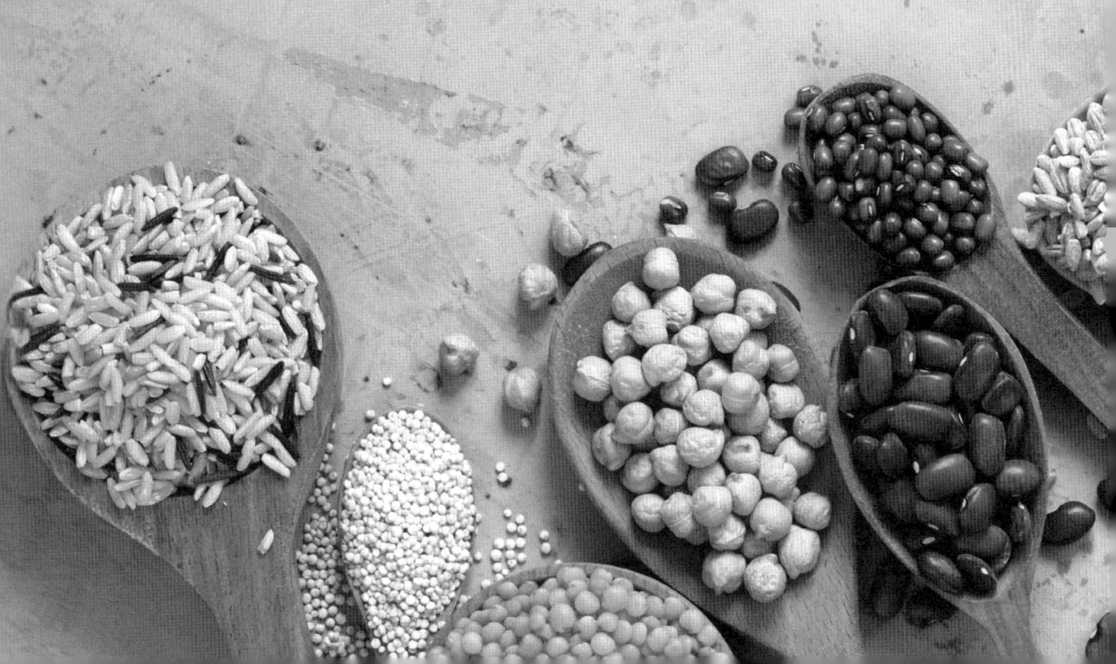

疾病初期最根本的起因，多數都是因為「代謝」出了問題。代謝是維持生命活動的各種化學反應的總稱，也是生物體內不斷進行物質和能量交換的過程，包括營養的吸收、分解、合成、運輸、儲存、能量的產生以及廢物的排出。這是一個高度協調、環環相扣的系統。一旦其中某個環節出現異常，其他系統也會受到牽連，健康走下坡，嚴重時甚至危及生命。

胰島素阻抗就是代謝失調的一個核心例子，它不只是血糖的問題，更牽涉到最根本的細胞能量使用與訊息傳導異常，進而造成全身性代謝混亂，破壞性遍及全身。

FIT修復策略具有實證科學的嚴謹性、功能醫學的全面觀，經過許多諮詢個案的親身實證，對於每個人的不同體況、既有疾病，都能在檢測評估、飲食調理和生活型態給予**符合個人化的精準建議**，對於現代常見的慢性疾病防治、亞健康的逆轉，效果都十分良好，而且輕鬆易做，適合所有人一起實踐。

【FIT控糖個案】走出數據焦慮，身心全面調理

個案吳小姐最近在健康檢查中發現，她的血糖數值已接近糖尿病的邊緣（HbA1c高於正常範圍），同時三酸甘油酯和低密度脂蛋白膽固醇（LDL-C）也偏高。醫師提醒她，如果不盡快調整生活方式，就得開始服用藥物來控制血糖。

這番話讓吳小姐有所警覺，於是開始積極尋找解決方案，閱讀許多有關血糖管理的健康書籍，

學習控糖飲食的原則，並嚴格執行了幾個月。她透過自己每天扎針測量血糖，發現數據確實有所改善。然而，她也發現，一旦稍微放鬆，例如參加聚餐或偶爾吃些甜點，血糖就會大幅飆升，讓她覺得控糖飲食充滿限制感，心理壓力很大。她甚至開始懷疑，為什麼自己的身體對糖分如此敏感，而身邊的朋友卻似乎能輕鬆享受美食？

後來，吳小姐經朋友介紹來找我諮詢。我深入探討後發現，她的飲食控制雖然很到位，但問題**不只是「吃了什麼」，更重要的是「身體如何運作」**。從健康評估問卷中，我發現她的腸胃道有些不適症狀，例如吃牛肉容易消化不良、經常脹氣，時不時就發生便祕或腹瀉的情況。此外，她有皮膚過敏的狀況，時常感到腰痠背痛，長期處於疲勞狀態，這些都可能與腸道功能失衡及發炎反應有關。

我推測，她的腸道屏障可能有受損，呈現慢性發炎，進一步影響了血糖調控。於是，我向她說明了FIT策略，建議她進行更精準的檢測，包括**腸道功能檢測**、**胰島素濃度與胰島素阻抗指標（HOMA-IR）**，並使用**CGM連續血糖監測系統**來進一步追蹤數據（精準檢測詳細說明請見第五章）。

檢測結果顯示，她的腸道確實存在發炎情形，腸道黏膜通透性偏高（俗稱「腸漏症」），腸道菌相失衡，壞菌比例偏高。而胰島素濃度與胰島素阻抗（HOMA-IR）數值為二・五（正常範圍應低於一・四），顯示有一定程度的胰島素阻抗。因此，我在協助她持續調整飲食與追蹤血糖的同時，也幫助她修復腸道功能，並提升細胞的健康程度，讓身體真正恢復平衡。

可見，食物營養很重要，但單靠飲食控制，卻忽略到身體其他失衡問題，效果還是有限！很多人以為血糖管理的關鍵只是攝取「低升糖指數（低GI）食物」，但**如果腸道、細胞功能沒有同步改善，那麼就算纖維吃得再多，身體仍然可能無法有效吸收營養和調控血糖**。已經吃健康的食物，腸胃卻「吃不消」，細胞也頻頻漏接的話，根本沒有吸收到營養，這就會導致飲食調整、藥物效果很有限，或因此需要比較長的調理時間。

因此，我在FIT修復策略中除了「F：食物營養」之外，還強調「I：腸道功能與菌相」以及「T：組織細胞健康」，三者缺一不可！

- F策略（食物營養 Foods and Nutrition）：精準調整飲食內容，選擇真正有助於穩定血糖、改善代謝的高營養密度食物。
- I策略（腸道功能與菌相 Intestinal Microbiome）：降低發炎風險，修復腸道黏膜，調整腸道菌相，提升消化吸收力。
- T策略（組織細胞健康 Tissue & Cellular Health）：以關鍵營養素修復細胞敏感性，重啟細胞對血糖的調控能力。

F策略：食物與營養黃金調整

飲食就像是我們身體的「燃料」，提供能量、修復組織、維持運作。如果供應的燃料不純、品質不佳，身體的代謝機制就會受到影響，進而導致血糖失衡、胰島素阻抗、發炎甚至加速老化。因此，選擇正確的食物非常重要。除了食物種類要吃對以外，掌握食物的分量，以及吃的時間點也是關鍵。

選對食物：降低血糖波動，穩定代謝

食物的種類直接影響血糖波動與胰島素的運作。高升糖指數（GI）食物，如白麵包、糕點與含糖飲料、過量白飯，會使血糖快速上升，促使胰臟大量分泌胰島素來應對。但這樣的高低起伏，長期下來會讓細胞對胰島素的反應變得遲鈍，最終導致胰島素阻抗。因此，**選擇低GI的食物**，例如糙米、燕麥、藜麥等全穀類碳水化合物，不僅能讓血糖穩定，也能減少胰島素的過度波動。

除了碳水化合物的選擇，**蛋白質與健康脂肪的搭配**也很重要。蛋白質（如黃豆、魚肉、雞蛋、雞肉）能幫助穩定血糖，減少餐後血糖的飆升；健康脂肪（如苦茶油、橄欖油、酪梨、堅果）則有助於降低發炎、提升細胞對胰島素的敏感性。當碳水化合物與蛋白質、健康脂肪一起搭配時，糖分消化吸收的速度會變慢，使血糖保持平穩，減少身體負擔。

掌握食物分量：過量攝取就是負擔

即使是健康的食物，攝取過量仍然會造成血糖升高與胰島素過度分泌。很多人認為「低GI」或坊間所稱的「超級食物」就可以無限制攝取，這是常見的誤解。例如，糙米和地瓜雖然是較健康的碳水化合物，但如果攝取過多，血糖仍然會上升，影響胰島素的穩定性。因此，適量攝取是關鍵，**每餐的碳水化合物攝取量，應該根據個人體重、活動量與代謝狀態進行調整**，而不是單純以食物種類來判斷。

掌握進食時間：同步調節胰島素與生理節律

除了吃什麼、吃多少，吃的時間點也會影響血糖與胰島素的調控。人體的胰島素分泌有其生理節律，在白天，細胞對胰島素的敏感性較高，而夜間代謝較慢，因此，晚餐時間與進食內容特別會影響血糖的穩定度。

- **早餐：**啟動代謝的一餐，應以高蛋白質與健康脂肪為主，並搭配適量健康碳水，避免高糖早餐，如含餡麵包、果汁、含糖咖啡，容易造成血糖劇烈波動，影響一天的穩定性。
- **午餐：**建議採用「低GI＋均衡營養」的組合，例如搭配全穀類碳水化合物、蛋白質與大量蔬菜，讓血糖保持穩定。
- **晚餐：**建議適量減少碳水化合物的攝取，增加蛋白質與好脂肪，避免高糖、高碳水的飲食，以免影響夜間胰島素敏感性。

間歇性斷食，人人都適用嗎？

間歇性斷食（Intermittent Fasting, IF）如果進食時間點的間隔合宜，也算是一種有助於提升胰島素敏感性的方法。許多研究顯示間歇性斷食有助於降低胰島素濃度，讓身體有機會進行細胞修復與代謝調整。這種飲食模式可以幫助改善血糖調控，但應根據個人體質與生活習慣來調整（第六章有詳盡說明）。

I策略：強化腸道功能與菌相，降低發炎風險

腸道是食物進入體內的第一道關卡。我們吃進的食物，並不會直接被身體利用，而是要經過腸道的消化分解與吸收，才能進入血液，真正準備用來提供細胞養分。然而，如果腸道黏膜受損，或是腸道菌相失衡，就可能影響營養的消化吸收，甚至誘發慢性發炎，影響胰島素作用。

腸道菌群如何影響血糖代謝？

想像你的腸道是一座生機盎然的生態園區，裡面住著各式各樣的居民——腸道菌群。這些居民

不只是單純的微生物，還扮演著重要角色，決定了整個園區的健康狀態。如果園區裡的好菌占優勢，那麼環境和諧、秩序井然，血糖也會相對穩定；但如果壞菌橫行，污染增加，環境失衡，就可能引發一連串的健康問題，包括胰島素阻抗與血糖異常。

腸道菌群失衡，會讓血糖「失控」

當腸道中的壞菌過度滋生、菌相失衡時，就像有一群不斷排放廢氣的污染工廠，不斷釋放毒素傷害身體。其中最具代表性的就是一種稱為脂多醣（Lipopolysaccharide, LPS）的內毒素，當內毒素進入血液循環後，會啟動免疫系統，引發全身性的慢性發炎反應。

這種持續性的發炎，就像體內的「煙霧警報器」長期響個不停，使身體處於慢性壓力與免疫過度活化狀態，胰島素的訊息傳導也會被干擾，讓細胞逐漸對胰島素變得「不敏感」，也就形成了胰島素阻抗。

換句話說，腸道菌相失衡與內毒素引發的發炎反應，不僅損害免疫系統與代謝平衡，也成了促使血糖失控的幕後推手。

腸道屏障破損，「壞東西」趁機流入血液

腸道屏障就像城牆，有破洞會讓壞人闖進來。健康的腸道細胞應該像一堵緊密排列的磚牆，能夠阻擋壞菌和有害物質進入血液。然而，當腸道菌群失衡，這道磚牆會出現裂縫，腸道黏膜細胞間的「緊密連結」（Tight Junction）變得鬆動，形成所謂的「腸漏」（Leaky Gut）現象。這時，內毒素和未消化完全的食物殘渣可能趁機溜進血液，引發免疫系統警報，導致發炎反應，最終讓胰島素阻抗惡化，血糖調控更加困難。

腸道菌群生產「養分」，幫助穩定血糖

好菌像是園丁一樣，能幫腸道建造穩固的「保護牆」。當腸道菌群分解我們吃下的膳食纖維時，會產生後生元——短鏈脂肪酸（SCFAs），這些就像是建築材料，能修補腸道屏障、減少發炎，並提升細胞對胰島素的敏感性。尤其是短鏈脂肪酸當中的丁酸（Butyrate），更是腸道黏膜細胞主要的能量來源，讓它們維持正常運作與修復能力，進一步守護免疫健康與整體代謝。

腸道調控「血糖開關」，直接影響胰島素

腸道菌群像是電源開關，決定胰島素的效率。腸道中的特定好菌可以幫助腸道黏膜細胞分泌腸泌素（如GLP-1和GIP），這些腸泌素能夠幫助抑制食慾、延緩胃排空，進一步減少餐後血糖波動。其中近年來最受關注的益菌之一是AKK菌（*Akkermansia muciniphila*），不僅能強化腸道黏膜屏障，還能促進GLP-1釋放，幫助改善血糖代謝。這些益菌就像是調節胰島素運作的「工程師」，能讓血糖管理更有效率。

用正確的營養，繁榮益菌生態園區

想要穩定血糖，關鍵不只是「少吃糖」，還要養好腸道菌群，讓這座「生態園區」維持良好平衡。除了控制飲食內容，還應該著重培養健康的腸道菌相，透過**增加膳食纖維、補充益生菌、減少高糖與加工食品的攝取**，來優化腸道環境，為身體打造更穩定的代謝基礎。

T策略：修復組織細胞，讓胰島素正常發揮作用

胰島素阻抗是當今代謝疾病中最關鍵的核心成因之一。要真正理解胰島素阻抗與細胞的關聯，我們需要將其拆解為三個主要問題：

- **胰臟功能失調**：胰臟Beta細胞的損傷與功能下降
- **周邊組織細胞功能異常**：肌肉、肝臟、大腦等對胰島素產生抗性
- **慢性發炎**：讓以上兩個失調狀況更為嚴峻

當胰臟過度操勞、周邊組織細胞（肌肉、肝臟、大腦、脂肪等）對胰島素產生抗性、全身性的慢性發炎，這三個因素會相互影響，最終導致代謝嚴重失調，並促成第二型糖尿病與其他慢性病的發展。國際知名長壽醫學權威彼得．阿提亞（Peter Attia）在暢銷著作《超預期壽命》（*OUTLIVE*）中深入探討了這個議題，並強調這就是讓身體陷入**高血糖、高胰島素、高發炎的**

「三高代謝風暴」，讓慢性病提早到來。

如同之前的比喻，胰島素是一把鑰匙，而肌肉、肝臟和脂肪細胞的胰島素受體則是鎖。正常情況下，當鑰匙（胰島素）插入鎖孔（細胞受體）時，細胞會打開大門，讓葡萄糖順利進入，轉化為能量。但當細胞對胰島素產生抗性時，就好像鎖孔生鏽了，鑰匙再怎麼轉動，門也無法順利打開。

這種現象發生時，身體為了克服障礙，會製造更多的胰島素，希望用更大的力量來「強行開鎖」。然而，這樣的高胰島素狀態只會讓Beta細胞更疲憊，就像一個人不停地用更大的力氣扭動生鏽的鑰匙，結果只會讓鑰匙變形，鎖也更難打開。

身體的代謝系統也可以比喻為一個交響樂團，胰臟Beta細胞就像是指揮家，而肌肉、肝臟和脂肪細胞則是樂手。當指揮家發出指令（胰島素），樂手應該準確地演奏（吸收葡萄糖）。但當樂手開始變得遲鈍（細胞對胰島素抗性增加），指揮家就必須更大聲地發號施令（分泌更多胰島素）。

當這個樂團長期處於不協調的狀態，指揮家也會筋疲力竭，無法再有效指揮（胰臟Beta細胞損傷）。結果整個樂團演奏混亂，音樂失去和諧，代表身體的血糖調控系統也因此崩潰。

慢性發炎的角色往往被低估，但它其實是代謝崩壞的催化劑。當脂肪細胞、肝臟或腸道黏膜受到過多壓力時，會釋放出促發炎因子（如TNF-α、IL-6），這些發炎訊號不僅影響胰島素敏感性，還會損害胰臟Beta細胞的功能，使其更快衰竭。簡而言之，慢性發炎讓「鑰匙更容易壞掉」、「鎖孔生鏽更嚴重」，進一步推動胰島素阻抗的惡性循環。

這就是為何我們不能單獨看待周邊組織細胞的胰島素阻抗、胰臟Beta細胞功能衰退，或是身體發炎，因為這三者相互影響，形成惡性循環，因此三者必須同時改善。那麼，要如何改善呢？

給細胞鎖孔「除鏽潤滑」，恢復靈敏度

如果要修復胰島素的敏感性，就必須先修理細胞上「生鏽的鎖孔」，讓胰島素能順利發揮作用。而修復的關鍵在於提供適當的營養素，來幫助「除鏽潤滑」，恢復細胞對胰島素的正常反應。例如Omega-3脂肪酸、維生素D能降低發炎，使細胞膜更加柔軟有彈性，胰島素訊號傳遞更順暢；抗氧化營養素如維生素C、E、綠茶、白藜蘆醇等，則能減少自由基對細胞的傷害，避免鎖孔進一步生鏽。

此外，除了補充這些「修復材料」，我們也需要減少導致鎖孔生鏽的因素，例如過多的糖分、加工食品和反式脂肪，這些都會加劇細胞的發炎與損傷，使胰島素受體更加遲鈍。

除了飲食調整，規律運動也是關鍵。運動就像是定期轉動鑰匙，防止鎖孔生鏽。特別是肌力訓練，可以促進肌肉對胰島素的反應，提升細胞的糖分利用率。此外，間歇性斷食也是一種有效的方法（斷食間距需與醫生或營養師討論），能讓細胞有時間進行「自我維修」，清除受損的胰島素受體，讓細胞回歸健康狀態。

提升鑰匙「胰臟Beta細胞」功能，減少損傷

要改善胰臟Beta細胞的功能，除了必須控制血糖與減少胰島素負擔（如採取低升糖指數的飲食、避免血糖大幅波動、限制精製糖、避免過量碳水化合物的攝取），還需要提供抗氧化與抗發炎的營養素來支持，例如增加富含抗氧化物的食物（如深綠色蔬菜、莓果類、薑黃等），降低胰臟細胞的氧化壓力。此外，促進Beta細胞再生也至關重要，這包括減少Beta細胞內的錯誤蛋白質折疊，幫助細胞清除廢物，以維持其正常運作。

運動也是保護胰臟細胞的關鍵因素，壓力管理與睡眠品質也不容忽視。壓力過大會導致皮質醇分泌增加，進一步干擾胰島素調控，可透過靜坐冥想、深呼吸、瑜伽等方式來減壓。良好的睡眠則應確保每晚七~八小時的深度休息，以促進Beta細胞修復與功能恢復。

降低「慢性發炎」，切斷惡性循環

要切斷這樣的惡性循環，關鍵在於從日常生活中降低發炎來源，包括改善飲食結構、減少糖分與加工食品的攝取、增加天然抗發炎食物如橄欖油、深綠色蔬菜與Omega-3脂肪酸的比例，同時也要留意腸道菌相的平衡與壓力管理，因為腸道與情緒也是驅動發炎的隱形因子。當發炎反應減緩，細胞恢復對胰島素的敏銳度，整體代謝才有機會真正修復與重建。

以上這些策略相輔相成，就能有效地從組織細胞層面優化胰臟Beta細胞的功能，以及改善周邊組織（肌肉、肝臟、大腦、脂肪等）對胰島素的阻抗，提升其運作效率，進而維持穩定的血糖控制。

FIT修復效益：營養供應鏈順暢運行，打造完整健康系統

身體的代謝運作並非靠單一環節在發揮作用，而是由多個系統緊密合作，互相影響，彼此協同。**FIT修復策略中的F（食物與營養）、I（腸道功能與菌相）、T（組織細胞健康）就像是一個完整的供應鏈系統，缺一不可。**如果其中某個環節出現問題，就會影響整體代謝運作，進而影響胰島素敏感性與血糖穩定度。

可以想像，F（食物與營養）是這個系統的「原料供應商」，負責提供身體運作所需的營養。然而，即使有再好的營養原料，如果I（腸道功能與菌相）這個「配送中心」出了問題，無法有效消化吸收、運輸養分，那麼細胞仍然得不到適當的支持。同樣地，即使食物來源健康、腸道吸收順暢，但如果T（組織細胞健康）這個「工廠」的生產線故障，細胞對胰島素的反應遲鈍，無法正常利用葡萄糖轉化為能量，整體代謝仍會受阻，導致血糖波動、能量代謝異常，甚至加劇發炎與氧化壓力。

這三個環節相輔相成、互為基礎，當FIT策略全面啟動，身體的代謝機制才能恢復流暢，讓血糖更穩定，能量更充沛，健康狀態得到真正的提升。

【FIT控糖個案】如何「修復鎖孔」，改善胰島素阻抗？

我有一位諮詢個案吳小姐，長期處於血糖震盪的狀態，即使她已經減少甜食，但血糖仍然忽高

忽低，身體總是感覺疲累。她的檢測數據顯示，HOMA-IR（胰島素阻抗指標）超過二．五，是嚴重的阻抗狀態，顯示她的細胞已經開始對胰島素「視而不見」。

在我協助她調整飲食與生活方式後，透過FIT修復策略，已幫助她顯著改善細胞的健康。她開始增加Omega-3、維生素D與抗發炎食物，減少細胞膜的「頑固僵硬」，讓胰島素作用更順暢；用飲食與益生菌調理腸道，改善發炎情形，恢復正常的菌相比例；補充鎂、黃連萃取物等特定草本配方（第八章會詳細說明），讓胰島素受體的靈敏度提升，減少鎖孔生鏽的問題；同時配合間歇性斷食與運動，幫助細胞「自我修復」，改善代謝能力。

幾個月後，她的HOMA-IR降至一．四，血糖變得穩定，體力也明顯提升，甚至皮膚變得更加透亮。她笑著說：「以前總覺得血糖管理好麻煩，現在才發現，只要身體機制正常運作，一切都變得輕鬆很多！」

在下一個章節，我將跟你分享目前臨床上有哪些精準檢測可以多加運用，幫助你找到自己健康問題的原因。

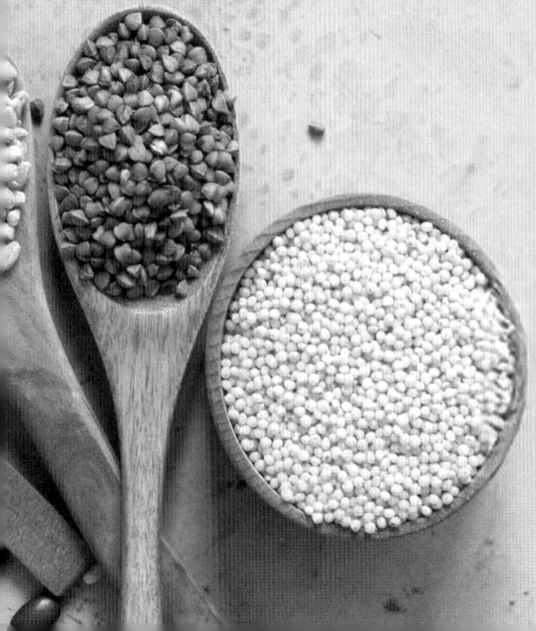

第 5 章【精準評估】

用科學數據做個人化檢測，深入了解身體現況

測量空腹血糖還不夠，
務必做一次「能準確找到病因」的
進階詳細檢查

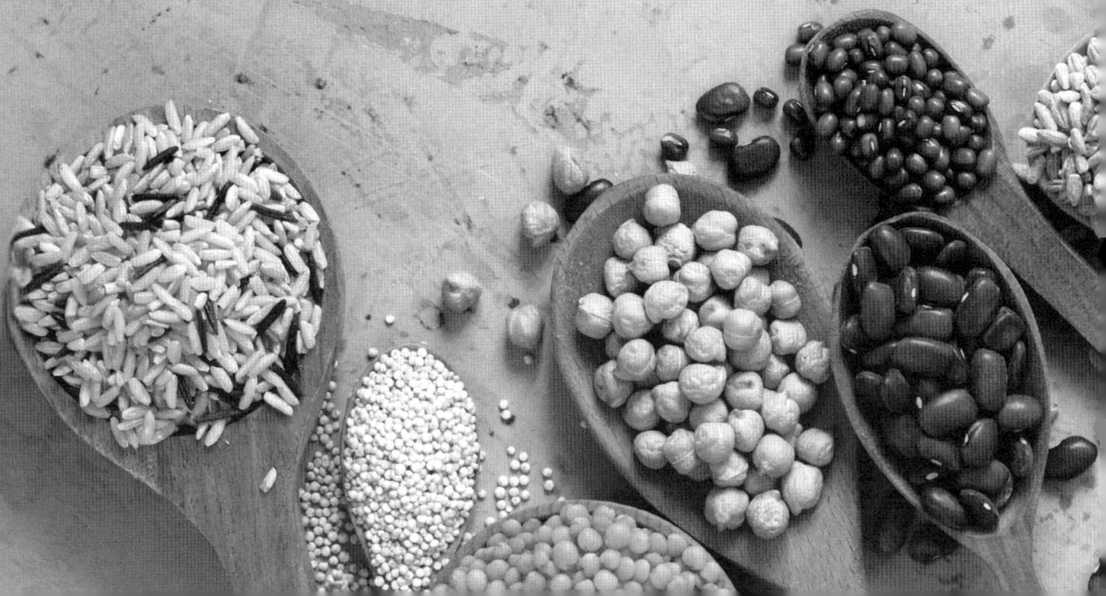

在進行自我健康調整的過程中，「精準評估」是一切策略的起點。除了常見健檢報告中的檢查項目外，我們也可以透過更能反映身體代謝狀況的關鍵指標，或是進階的評估工具，才能為日後的飲食與生活型態介入，建立更有依據的個人化方向。

以下是我經常建議個案進行的檢測評估項目，建議可先從「基礎血液檢測評估」開始，了解血糖變化趨勢、胰島素敏感性以及發炎評估；如有特殊症狀或需求，再進一步選擇「進階功能檢測評估」加以補強。本章會詳細說明各種檢測項目的意義與觀察重點，幫助你從精準數據看懂身體現況，打造真正個人化的健康調理方案。

找出胰島素阻抗的警訊

基礎血液檢測評估

血糖量測（Glucose）：即時掌握你的血糖變化

血糖變化可以反映身體調節葡萄糖的能力。無論你是否已經罹患糖尿病、是否有三高或代謝問題，只要關心健康，都應了解血糖在一天當中如何變化。根據個人狀況，可選擇以下幾個時間點進行監測（使用傳統血糖機或連續血糖監測CGM皆可）。

起床後空腹血糖

- **量測時間：**起床後，尚未進食或喝水前
- **評估重點：**反映肝臟於夜間釋放葡萄糖的調節功能，判斷是否出現黎明現象（Dawn Phenomenon）或反應性高血糖（Somogyi Effect）。

正常來說，肝臟在夜間會適量釋放葡萄糖來維持血糖穩定，但如果肝臟調控異常，可能會**釋放過多的葡萄糖，導致起床時的血糖值過高**，這也與晚餐是否過量，或是藥物控制是否不理想有關。

有些人在清晨的血糖反而比較高，也就是出現「黎明現象」或「反應性高血糖」，尤其在「起床後」測量時更容易被發現。

什麼是「黎明現象」？這是人體為了準備迎接一天的活動，清晨四～八點會**分泌與血糖調節相關的荷爾蒙**，如生長激素、皮質醇、腎上腺素或升糖素，因而導致**血糖自然升高**的一種現象。這種變化與**胰島素抗性**有關，在第二型糖尿病患者或有胰島素阻抗的人身上較為常見。

「反應性高血糖」也就是「低血糖後回彈現象」，或稱為「梭莫基效應」，指的是**凌晨三～四點間發生低血糖現象**（可能因為胰島素或降血糖藥物過量，晚上攝取太少醣類、空腹太久或是運動量過大），**導致身體反應性地釋放大量葡萄糖來補償**，**以免持續性低血糖危及安全**，結果造成清晨血糖異常升高。

若想了解自己是否有「黎明現象」或「反應性高血糖」，建議**起床後立刻測量血糖**，而不是等

到早餐前再測。如果起床後的血糖值的確較高，可在凌晨三～四點量測血糖（建議透過連續血糖監測CGM，直接觀察睡眠時的血糖波動），以確認是屬於哪一種作用導致血糖偏高。

餐前空腹血糖（早餐前、午餐前、晚餐前）

- **量測時間**：各餐進食前十五～三十分鐘
- **評估重點**：如果是測量**早餐前的空腹血糖**，可確知**肝臟在夜間是否有適當調節血糖**，雖無法看到「黎明現象」或「反應性高血糖」的情況，但對整體代謝狀況仍具參考價值。同時，也能藉由餐前血糖的穩定程度，初步判斷前一餐的飲食內容是否適切，是否導致血糖回降過慢，進而作為日常餐點調整的依據。

通常大家一早空腹到醫療院所抽血，所測量的時間點即為早餐前血糖，這也是最常見、最容易取得的血糖評估數值。

根據美國糖尿病學會（ADA）診斷指引，空腹血糖小於一〇〇mg/dL為正常範圍，一〇〇～一二五mg/dL為糖尿病前期，若等於或超過一二六mg/dL則屬糖尿病範圍。然而，從功能醫學的角度出發，若想**積極維持良好的身體機能**，空腹血糖的理想範圍，建議**小**

空腹血糖（起床後與餐前）數值參考範圍

族群	空腹血糖（mg/dL）
正常	＜100（＜90為更理想健康範圍）
糖尿病前期	100～125
糖尿病患者	≥126

於九〇mg/dL，九〇～九九mg/dL雖屬正常，卻已顯示身體可能正處於代謝負擔上升的初期異常階段，應視為「正常偏高」狀態並要進一步關注。若空腹血糖接近或超過一〇〇mg/dL，更應搭配糖化血色素（HbA1c）、胰島素與胰島素阻抗指標（HOMA-IR）等評估，才能更全面掌握代謝風險，提早啟動調整行動，避免代謝問題惡化。

餐後2小時血糖（早餐後、午餐後、晚餐後）

- **量測時間：**從**吃下第一口食物**開始計時，在整整兩小時後進行量測
- **評估重點：**可評估**進食當下胰臟分泌胰島素以及處理血糖能力的關鍵指標**，反映身體對碳水化合物的耐受程度如何。理想情況下，兩小時後血糖應已經回落，並接近餐前的水準；若仍偏高，可能代表胰島素敏感性下降，甚至有糖尿病或代謝異常的風險。

值得注意的是，**晚上的胰島素敏感性普遍低於白天**，這與生理時鐘、荷爾蒙節律以及代謝功能變化有關。如果是血糖不穩或是糖尿病患者，要全面掌握血糖波動狀況，**建議要特別量測晚餐前與晚餐後兩小時的血糖**，才能針對晚餐分量與組成做更有依據的調整。

此外，若希望更進一步掌握進食時血糖的波動狀態，建議額外加測：**餐後一小時血糖**。由於多

餐後2小時血糖數值參考範圍

族群	餐後2小時血糖（mg/dL）
正常	< 140
糖尿病前期	140～199
糖尿病患者	≥ 200

數人進食後的血糖會在餐後一小時達到高峰，這個時間點測量可以幫助了解**血糖峰值**，更能精準地反映該餐的碳水負荷與胰島素反應能力是否平衡，更有助於個人化餐點的調整優化。

根據ADA診斷指引，餐後兩小時血糖的參考範圍如表格所示：正常應低於一四〇mg/dL，糖尿病前期為一四〇～一九九mg/dL之間，若等於或超過二〇〇mg/dL則可診斷為糖尿病。針對血糖正常的健康族群，盡可能控制在**小於一四〇mg/dL**，我認為非常重要，這樣的血糖目標更能減少血糖劇烈波動所誘發的氧化壓力與慢性發炎反應。

睡前血糖

- **量測時間**：睡前大約三十分鐘～一小時內量測
- **評估重點**：對於糖尿病患者來說，睡前測量血糖是一個重要的監測指標。睡前血糖不僅能提供對**晚餐後血糖控制情況的回饋**，也能預測睡眠期間是否有血糖波動過大、甚至發生低血糖的風險。

透過睡前血糖的觀察，能協助判斷是否因晚餐攝取過多碳水化合物、進食時間過晚，或缺乏足夠運動而導致血糖過高。同時，也可用來決定是否有必要在睡前補充小分量的食物，以防止夜間血糖過低。這個策略對於**使用胰島素或口服降血糖藥物**的患者尤其重要。

實務上建議，糖尿病患者的睡前血糖值最好維持在九〇～一五〇mg/dL之間，此範圍相對穩定、安全；若血糖在七〇～九〇mg/dL之間，則可考慮補充含有**複合性碳水與蛋白質**的小點心，以避免夜間低血糖的情況發生，確保整夜血糖穩定。

在長期的血糖管理中，睡前血糖也能作為觀察「黎明現象」與「反應性高血糖」的輔助線索。若搭配起床後的空腹血糖一起比對，更能洞察夜間肝臟調節血糖的狀況與夜間血糖控制是否得宜。

口服葡萄糖耐受測試（OGTT）：快速了解身體對糖分的耐受度

在健康管理與糖尿病風險篩檢的評估中，口服葡萄糖耐受測試（Oral Glucose Tolerance Test, OGTT）是一項極具指標性的代謝壓力測試。它不僅能有效篩檢糖尿病與糖尿病前期，更能深入觀察身體**對「大量葡萄糖負荷」的即時應對能力**，比單純的空腹血糖檢測更具完整性與預測力。

透過OGTT「血糖壓力測試」，模擬日常大量碳水化合物攝取的情境，能觀察胰臟是否能適時分泌足夠的胰島素，並檢視身體細胞是否具備良好的葡萄糖吸收能力。若血糖在兩小時內能順利回降至接近空腹水準，代表胰島素功能與細胞對胰島素的敏感性皆良好；反之，若血糖仍維持偏高，則可能已出現胰島素阻抗、胰島素分泌不足，甚至已處於代謝異常的初期階段。

OGTT測試流程

- **測試前三天須正常攝取碳水化合物：**保持正常飲食習慣，避免過度低碳水飲食影響檢測結果。

- **當天測試流程：**

第一步 **空腹抽血：**事前需禁食至少八小時（但不可超過十四小時），不得飲用含糖飲料、咖啡或茶。到院後先抽血作為空腹血糖基準值。

第二步 **飲用葡萄糖溶液：**抽完血後，於五分鐘內飲用完畢七十五克的葡萄糖（相當於一杯高度濃縮的糖水），直接提供身體一劑「血糖壓力挑戰」，喝完後禁食、禁水直到測試結束。

第三步 **定時抽血追蹤血糖變化：**飲用葡萄糖後，醫護人員會在三十分鐘、六十分鐘、九十分鐘、一百二十分鐘（視醫師的建議）進行血糖量測，觀察身體如何處理這批大量的葡萄糖。

根據ADA診斷指引，OGTT的參考範圍如表格所示（同餐後兩小時血糖標準）：兩小時後血糖若低於一四〇mg/dL，屬於正常代謝範圍；若介於一四〇～一九九mg/dL，則為糖尿病前期，表示身體對糖分的處理能力已出現明顯減弱；若等於或超過二〇〇mg/dL，則可診斷為糖尿病。

透過OGTT，不僅可提供數據評估胰島素敏感性與血糖恢復平穩的能力，也有助於**找出「空腹血糖正常、餐後血糖卻過高」的隱性個案**，這些人往往是糖尿病的早期候選者，但若能及早發現與調整，

2小時口服葡萄糖耐受測試（OGTT）數值參考範圍（同餐後2小時血糖標準）

族群	2小時OGTT（mg/dL）
正常	＜140
糖尿病前期	140～199
糖尿病患者	≥200

便有機會逆轉發展趨勢、重建代謝健康。這正是OGTT在預防醫學中被視為「黃金代謝篩檢工具」的重要原因。

舉例來說，有些人的空腹血糖維持在九五mg/dL，看似正常，但進行OGTT時，卻發現兩小時後的血糖竟然高達一八〇mg/dL，這就反映出**胰臟分泌胰島素的功能或細胞對胰島素的敏感性已經出現異常**。這就是為什麼OGTT比單獨測量空腹血糖更能反映身體的真實代謝狀態，若僅依賴空腹血糖作為唯一指標，這類個案往往會延誤介入時機。

哪些族群建議檢測OGTT？

以下族群建議定期進行OGTT測試，以評估葡萄糖耐受狀況並及早發現代謝問題：

- 有糖尿病家族史者
- 空腹血糖經常介於九〇～一二五mg/dL
- 有代謝症候群、肥胖、多囊性卵巢症候群的人
- 懷孕期間進行妊娠糖尿病篩檢（建議於懷孕二十四～二十八週進行）
- 過去曾有糖耐受異常的紀錄，但未確診為糖尿病者

連續血糖監測（CGM）：智慧解讀你的動態血糖波動

如果你看完前面提到的血糖測量方式，覺得「光用想的就好困難」——例如要在不同時間點多次扎針採血，或是在診所待三小時進行口服葡萄糖耐受測試（OGTT），對於忙碌的生活實在太不容易，那麼我非常推薦你使用這個更聰明、有效率的工具：**連續血糖監測裝置（Continuous Glucose Monitoring, CGM）**。

從每日扎針到智慧感測：血糖管理的新時代

在美國糖尿病學會二〇二五年版的《糖尿病照護標準》中首度明確指出：即使是尚未使用胰島素的第二型糖尿病者，也應考慮使用CGM，以提升血糖控制品質、增強自我管理參與度，並進一步預防高血糖、低血糖與相關併發症的風險。

CGM是一種小巧的感測裝置，會貼附在手臂或腹部皮膚上，由感應器植入皮下組織，可**二十四小時連續測量組織間液中的葡萄糖濃度**，並將數據自動傳送到手機應用程式。一般市面上的CGM裝置多為十四天一個週期，**最大優勢是無需反覆扎針抽血，就能即時掌握全天血糖波動**，大幅降低不適感與操作困擾。

CGM非常適合用來觀察血糖整體變化趨勢，以及飲食或運動前後的起伏幅度。不過要特別留意的是，**CGM偵測的是「組織間液」中的葡萄糖濃度，而非直接的血液值**，會與抽血或指尖採血的數值有所差距。另外，**在血糖快速變動時（如餐後三十分鐘內、劇烈運動後），CGM數據可能會與指尖採血有數分鐘的延遲差距，因此，CGM的數值不建議單獨作為糖尿病診斷或低血糖急救的依據，而應搭配傳統血糖機進行必要時的即時確認**。

CGM結合具有飲食紀錄的APP，好處更多

我建議你直接使用**CGM結合具有飲食紀錄的APP**，這就像身邊隨時帶著一位智慧的血糖偵探，不眠不休地幫你觀察與記錄你吃了什麼、做了哪些運動，以及一整天（包括睡覺時）的血糖變化。具體來說有以下好處：

優點① 即時監控血糖趨勢，掌握身體反應

想像你在開車，CGM就像是儀表板上的**「血糖時速表」**，隨時顯示你現在「開得太快還是太慢」——也就是血糖是否升得太快或降得太低。這比傳統一天量一次血糖準確得多，讓你可以即時了解飲食、運動、壓力，甚至是睡眠與血糖的關聯。特別是晚上睡覺時，CGM仍會自動監測，對於經常夜間醒來、睡不好，或是有低血糖風險的人，更能早一步發現潛在問題。

優點② 了解什麼食物、什麼時間吃，血糖可以更穩定

透過CGM數據與飲食紀錄的比對，你可以清楚知道「哪一類食物」或「哪一種吃法」會讓血糖飆升，又有哪些食物能讓血糖平穩推進，這就像給你一套**個人化的血糖導航系統**，幫助你避開容

易引發血糖劇烈波動的「壞路段」，更有信心地調整碳水分量與進食時間。

優點③ 早期發現胰島素阻抗徵兆

CGM的最大價值之一，就是能觀察血糖是否在特定時間段反覆偏高，或出現「上升過快、下降過慢」的波動型態，這些都可能是**胰島素阻抗的早期訊號**。透過這些數據跡象，我們可以比傳統血檢更早發現身體正在失衡，提早做出調整，例如：優化晚餐比例、改善睡眠或降低壓力，及早進行營養調理或醫療介入。

優點④ 與醫療人員溝通更精準

CGM的數據可以在手機APP上輕鬆呈現，可幫助你直接與醫師、營養師分享真實生活中的血糖動態，**讓討論不再只靠單一抽血數值，而是基於實際生活中的身體反應來做判斷**，這將大大提升你獲得治療與飲食建議的精準度。

在這個講求精準與效率的時代，CGM正是結合科技與個人化醫療的關鍵工具。它不僅讓我們看見血糖數值，更讓我們「輕鬆體會」血糖與日常生活的真實關係。就算是身為營養師的我，第一次使用CGM也曾有不少驚喜，這種身體的「及時回饋」，讓我們更有動力去改變飲食與生活方式，提升行動力與執行度，進一步預防血糖失衡所帶來的健康風險。

五大關鍵指標：從數據看懂你的血糖控制品質

使用CGM的價值，不只是看到每一筆即時血糖數值，而是透過日常的血糖資料，幫你整理出更有意義的趨勢分析指標。以下五項指標，是目前臨床上經常用來評估血糖穩定性與控制成果的重要依據，也有助於病患與醫療人員共同制定更合適的飲食與用藥策略。

①TIR（Time in Range）：血糖穩定的時間比例

TIR是指血糖落在理想範圍（一般定義為七〇到一八〇mg/dL）內的時間比例。簡單來說，這代表你每天有多少時間血糖是「不過高也不過低」，處於最理想的代謝狀態。研究指出，**TIR若能達到七〇％以上，就表示血糖控制穩定，有助於降低併發症的風險。對高健康動機族群可進一步追求到八〇％以上**，就是更為優異穩定的成績了。

若換算成生活時間，TIR若提升五％，相當於一天多出一小時的血糖穩定時間，對健康來說意義重大。

②TAR（Time Above Range）：警覺高血糖的時間比例

TAR是指血糖超過一八〇mg/dL的時間比例。這些時間反映出血糖過高的頻率與持續性，若持續過長，將增加糖化血紅素上升、血管受損、發炎與併發症的風險。

臨床上建議**TAR應低於二五％，才能避免長期高血糖對身體造成傷害**。若TAR過高，常見的原因包括精緻醣類攝取過多、胰島素阻抗程度增加或藥物劑量不足。

③TBR（Time Below Range）：偵測低血糖風險的時間比例

TBR是指血糖低於七〇mg/dL的時間比例，其中若低於五四mg/dL，則屬於更危險的低血糖等級。低血糖可能導致頭暈、心悸、流汗，甚至昏迷，尤其對年長者或夜間低血糖者風險更高。

美國糖尿病學會建議**TBR總體應低於四%，其中低於五四mg/dL的時間應低於一%**。如果TBR偏高，需特別注意用藥劑量、進食時間安排，以及是否有運動後延遲低血糖的情況。

④CV（Coefficient of Variation）：不只是平均值，更看起伏穩不穩

有些人的平均血糖看起來正常，但實際上每天血糖忽高忽低，波動劇烈。這樣的起伏波動會增加發炎與心血管疾病風險，這時就需觀察「血糖變異性」的指標。

最常用的變異性衡量方式是血糖變異係數（Coefficient of Variation, CV），計算方式是：CV＝血糖標準差÷平均血糖。**CV低於三六%為血糖穩定的範圍**。若CV偏高，需檢視飲食規律、壓力荷爾蒙影響或是否出現反覆高低血糖現象。

⑤GMI（Glucose Management Indicator）：從CGM預測HbA1c

GMI是根據CGM數據推算出來的「預估HbA1c值」，可作為觀察代謝趨勢的輔助參考指標。它雖無法完全取代抽血檢測的HbA1c數值，但可用來追蹤短期控制成果。

例如，GMI顯示為六．九%，代表你這段時間的平均血糖控制趨勢，大約等同HbA1c六．

九%。若GMI與實際抽血的HbA1c差距過大，可能代表數據紀錄不足、血紅素異常或有出現其他代謝問題。

詳細解讀CGM提供的五大關鍵指標

指標名稱	意義說明	建議目標
TIR（Time in Range）	血糖處於理想範圍（70～180mg/dL）的時間比例	TIR≧70%（高健康動機族群可進一步追求≧80%）
TAR（Time Above Range）	血糖高於180mg/dL的時間比例	TAR＜25%
TBR（Time Below Range）	血糖低於70mg/dL的時間比例（含嚴重低血糖）	TBR＜4%，其中低於54mg/dL的時間應＜1%
CV（Coefficient of Variation）	反映血糖波動幅度（血糖標準差÷平均血糖）	CV＜36%
GMI（Glucose Management Indicator）	根據CGM平均血糖值推估的HbA1c，可作為輔助追蹤參考	趨近抽血HbA1c的數值越接近越好

資料來源：ADA 2025《糖尿病照護標準》第7章〈Diabetes Technology〉
American Diabetes Association. 7. Diabetes Technology: Standards of Care in Diabetes—2025. *Diabetes Care*. 2025;48(Suppl 1):S146–S160.

CGM也可能有偏差：留意干擾物質的影響

雖然CGM的準確性已隨科技進步大幅提升，但在某些情況下，仍可能因為特定藥物或營養補充品的干擾而出現偏差數值。這些干擾物質會影響感測器對組織間液中葡萄糖的解析，導致血糖數值偏高或偏低的誤差。

根據二〇二五年版ADA《糖尿病照護標準》內容中提到的，常見的止痛退燒藥普拿疼（Acetaminophen，每次劑量超過一克或每日總量接近四克）可能造成Dexcom或Medtronic Guardian之CGM裝置顯示出虛高的血糖值。根據亞培官方資料與FDA審核報告顯示，高劑量維生素C（每日超過五百或一千毫克，依型號不同）與阿斯匹靈（Aspirin）則可能干擾FreeStyle Libre的感測結果，導致血糖數據偏高或偏低不一。特定藥物如Hydroxyurea，或靜脈注射用的甘露醇與山梨醇，也都可能影響CGM的讀值。如有服用以上藥物或維生素C，建議在配戴前與醫師營養師討論，以避免該成分干擾CGM的數值準確度。

若在配戴期間，發現CGM數據異常，建議同步用傳統血糖機做指尖血糖測量，以確認真實血糖狀況，並主動諮詢醫療人員，確保後續治療決策的正確性。

對於糖尿病患者來說，傳統血糖機仍不可或缺

雖然CGM技術日新月異，讓我們更方便管理血糖，但它並不能完全取代抽血或傳統指尖採血

的血糖機。實際上，在許多情境下，**血糖機仍扮演著補強與確認的重要角色**。

例如，在CGM剛啟用或處於預熱階段時，裝置尚未開始提供穩定數據，此時必須依賴指尖採血來掌握即時血糖。此外，若出現疑似低血糖症狀、CGM顯示異常數值、傳輸中斷或出現錯誤訊息，都應使用指尖採血作為交叉驗證，確保判斷正確無誤。

在血糖快速變動的情況下，如餐後血糖上升、激烈運動後下降等，CGM的感應可能會出現延遲，這時透過即時的指尖採血測量，更能精準掌握當下狀況。另外，在治療方案調整期間（如變更藥物劑量、飲食與運動計畫），醫療人員往往需要更精準的血糖資料，此時同步使用指尖採血數據可提供必要的補充數據。**對於糖尿病病友來說，我建議用CGM與血糖機指尖採血的雙重搭配**，不僅能提升血糖監測的完整性與準確性，也讓醫療決策更具依據，使治療過程更安心、更有信心。

糖化血色素（HbA1c）：反映三個月長期的血糖狀態

糖化血色素（HbA1c）是評估「長期血糖控制」最常見也最重要的指標之一。它是血紅素（存在於紅血球中、負責運送氧氣的蛋白質）與葡萄糖結合後的產物。當血糖濃度升高時，部分葡萄糖會自然而然地

糖化血色素（HbA1c）數值參考範圍

族群	HbA1c（%）
正常	＜5.7（＜5.4%為更理想健康範圍）
糖尿病前期	5.7～6.4
糖尿病患者	≥6.5

黏附在血紅素上，形成糖化血色素。可以想像，就像是紅血球長時間泡在糖水裡，變得跟「糖漬蜜餞」一樣了！

篩檢高血糖併發症風險

紅血球的壽命約為一百二十天，**HbA1c**能夠反映過去二**至三個月的平均血糖狀況**，不會因為短期的血糖波動而輕易改變，因此可提供一個**長期的血糖趨勢**。

在功能醫學的觀點下，若以預防與優化健康為目標，HbA1c建議**小於五・四%**是更為理想的範圍。研究指出，**HbA1c每上升一%（例如從七%升高到八%）**，糖尿病併發症風險將顯著上升，意味著血管、神經和器官正長期承受「糖毒性」的侵害，增加心血管疾病、微血管病變（如視網膜病變、腎病變）與免疫力下降的風險。因此，糖尿病患者一定要把HbA1c控制在七%以下，以降低慢性併發症的發生。

空腹血糖與糖化血色素的盲點：你可能錯過了胰島素阻抗的早期警訊

看完前面的說明後，你或許會問：「為什麼醫院健檢大多只測空腹血糖與HbA1c？」雖然這兩個指標確實是臨床上最常用、也最方便的血糖檢查方式，但它們也有盲點與侷限，**可能無法全面反映你的血糖健康狀況，更可能錯失早期發現「胰島素阻抗」的機會**。

檢查盲點① 空腹血糖：只能反映當下某一時刻的瞬間數據

空腹血糖通常是指早餐前測得的血糖值，但這只是當下某一時刻的數字，很容易受到前一天晚餐的內容（蔬菜或碳水多寡）、睡眠品質（熬夜、睡不好會影響血糖）、壓力荷爾蒙（如皮質醇過高，也會讓血糖升高）等因素影響。就像用手機拍了一張「快照」，只看得到當下的畫面，卻看不出整段影片的故事。

有些人晚餐後的血糖其實劇烈上升，但隔夜恢復能力良好，早上的空腹血糖仍落在正常範圍內，讓潛藏的代謝風險被掩蓋。這就如同身體在努力「演得很正常」，卻悄悄埋下血糖失控的伏筆。

檢查盲點② 糖化血色素（HbA1c）：反映長期平均值，卻掩蓋了「波動性」

舉個例子，A小姐與B先生的HbA1c皆為六．〇%，看起來都是「糖尿病前期」，但這個平均數可能來自於兩種情況：

A小姐：血糖每天穩定在一〇〇mg/dL

B先生：血糖時常在二〇〇mg/dL和六〇mg/dL之間劇烈波動

兩個人的HbA1c就算相同，但由於B先生的血糖波動更大，長期下來對血管與神經傷害更大！

這就好比兩位學生的平均成績都是八十分，A學生第一次拿了九十五分，下一次卻只拿六十五分，比起B學生每次都是穩定拿八十分左右，A學生更令師長們擔心。跟血糖一樣的道理，**血糖**

「穩定性」往往比「平均值」更為重要，如果只看HbA1c，很可能忽略了血糖的劇烈起伏，而這正是導致併發症風險升高的關鍵。

因此，HbA1c固然是重要的血糖追蹤工具，但它也只是整體畫面的一部分。若能結合餐後血糖或連續血糖監測（CGM）等方式，更能全面掌握血糖穩定度與胰島素敏感性變化。

胰島素（Insulin）：揭開代謝失衡的關鍵線索

如果你想更深入了解自己的代謝狀況，**強烈建議你務必要檢測胰島素**。胰島素是調節血糖的核心荷爾蒙，它不只是影響血糖高低，更牽涉到脂肪儲存、細胞敏感性、發炎狀態與老化速度。**單純測量空腹血糖，會讓你錯過潛藏的代謝異常**，而胰島素的數值，正是幫助你找出問題根源的重要線索。

若目標是改善代謝、減重與預防老化，建議將空腹胰島素控制在二～八μU/mL之間更為理想，超過八μU/mL就要警覺，**超過一五μU/mL**就是胰島素阻抗的明顯徵兆。此數據還可幫助我們區分是身體哪個機制出現了問題：

空腹胰島素數值參考範圍

標準	Insulin（μU/mL）
參考值（各檢測單位標準稍有不同）	2.6～24.9
理想健康範圍	2～8（＞8需警覺；＞15為胰島素阻抗徵兆）

胰島素濃度偏高：可能出現胰島素阻抗

當胰島素數值偏高，即使空腹血糖還在正常範圍，代表你的**細胞可能已對胰島素變得「不敏感」**了。這時，胰臟為了把血糖壓下來，只好分泌更多胰島素，導致胰臟Beta細胞過度勞累工作。這就是**「代謝異常的早期階段」**，無法單靠空腹血糖或HbA1c來發現，而是要透過胰島素濃度提早識別。

此時就要立即進行生活型態調整，譬如減糖與高升糖指數食物、增加運動量、體重控制，以及加強抗發炎營養素與睡眠品質來改善代謝、緩解發炎，目標是恢復細胞對胰島素的敏感度，減輕胰臟負擔。

胰島素濃度偏低：可能是胰臟功能衰退

如果此時空腹血糖偏高，但胰島素數值卻偏低，可能表示**胰臟分泌功能下降**，身體已經無法正常製造足夠的胰島素。這時**可能已邁入糖尿病階段**，甚至可能需補充外源性胰島素的狀況，需評估是否需要藥物介入或特定營養素來保護胰臟Beta細胞（於第八章分享），以緩解胰臟代謝壓力，延緩糖尿病惡化。

如果胰島素數值已經偏低，要進一步精準評估胰臟分泌胰島素的能力，也可再檢測C-胜肽（C-Peptide，胰島素生成時的副產物）。因為C-胜肽在血液中的半衰期大約為三十分鐘，比胰島素的半衰期長（胰島素半衰期約為五分鐘），所以被視為評估胰臟Beta細胞功能更穩定的指標。

- **如果C-胜肽偏低但可測得：**代表胰臟仍可分泌少量胰島素
- **如果C-胜肽幾乎為0：**表示胰臟Beta細胞功能接近衰竭，通常需要長期接受胰島素治療

胰島素是儲存脂肪的開關

看到問題的癥結點了嗎？只要多加測胰島素，就能多一個重要的線索！而且胰島素不僅影響血糖代謝，還是「儲存脂肪的開關」。當**胰島素濃度偏高，身體會進入儲存脂肪的模式、抑制脂肪分解。尤其是內臟脂肪，更容易在胰島素阻抗的狀態下大量堆積**。

這也是為什麼有些人即使熱量吃得不多，還是瘦不下來，因為「代謝機制卡住了」，分解脂肪模式無法啟動。

因此，強力建議你一定要加測胰島素，可幫助你獲得關鍵資訊，除了可早期發現胰島素阻抗、評估胰臟Beta細胞的功能，搭配空腹血糖數值還能量化胰島素敏感性（也就是胰島素阻抗指數HOMA-IR，下一個介紹的指標），是解鎖「隱性代謝問題」非常關鍵的一步。

胰島素阻抗指數（HOMA-IR）：量化細胞對胰島素阻抗程度的指標

我們先前提過多次胰島素阻抗，那麼它到底只是個形容詞，還是可以被量化？答案是肯定的：

胰島素阻抗是可以「算出來」的。

目前評估胰島素敏感性的黃金標準為——**高胰島素正葡萄糖鉗狀試驗（Hyperinsulinemic-Euglycemic Clamp，簡稱HEC）**。此方法雖然精確，但需持續注射葡萄糖與胰島素並反覆抽血，操作複雜、成本高昂，因此僅用於醫學研究，不適合日常臨床檢測。

胰島素阻抗程度計算公式

好消息是，如果你**有檢測胰島素濃度，就可以計算出胰島素阻抗指數HOMA-IR（Homeostatic Model Assessment of Insulin Resistance）**，這是一個使用空腹血糖與空腹胰島素濃度來推估胰島素阻抗程度的數學模型，簡單又便利，因此在臨床領域被廣泛使用。建議與其他指標（如餐後血糖、糖化血色素、其他代謝指標如血脂濃度等）進行綜合評估。HOMA-IR數值越高，表示胰島素阻抗越嚴重，代謝風險越高。

計算公式如下：胰島素阻抗指數（HOMA-IR）＝

空腹胰島素值（μU/mL或mIU/L）×空腹血糖值（mg/dL）÷405

胰島素阻抗（HOMA-IR）數值參考範圍

HOMA-IR	生理意義
≦1.4	正常
介於1.5～1.9之間	輕微胰島素阻抗
≧2.0	嚴重胰島素阻抗

糖尿病、脂肪肝與心血管共病發生

胰島素阻抗是許多慢性代謝疾病的根源，長期下來會導致以下狀況：

- **糖尿病：**胰臟長期過度疲勞，造成Beta細胞功能逐漸衰竭，最終導致第二型糖尿病的發生。
- **脂肪肝：**過量的胰島素會促進脂肪在肝臟儲存，這是現代人常見的非酒精性脂肪肝（NAFLD）的主要原因之一。
- **動脈硬化與心血管疾病：**胰島素阻抗與慢性發炎、高三酸甘油酯等血脂異常有關，是造成心血管疾病的重要危險因子。

透過加測胰島素與空腹血糖，再進一步換算出**HOMA-IR**，就能提早發現隱藏的胰島素阻抗，請務必及早用飲食營養與生活型態遏止問題，以免病程越演越烈，而自己卻一點感覺都沒有。

高敏感性C反應蛋白（hsCRP）：掌握慢性發炎的預警訊號

高敏感性C反應蛋白（High-Sensitivity C-Reactive Protein，簡稱hsCRP）是一種相當靈敏的慢性發炎指標，在臨床上廣泛應用於評估心血管疾病、糖尿病、代謝症候群、發炎性疾病、自體免疫疾病以及亞健康發炎狀態等風險。

與傳統對「發炎」的理解（如發燒、紅腫熱痛）不同，hsCRP測得的是**體內「靜悄悄但持續燃**

燒」的慢性低度發炎狀態**，正是功能醫學與預防醫學極力關注的健康隱憂。

慢性發炎，是萬病之源的隱形導火線

為什麼慢性發炎這麼值得關注？因為它往往潛伏在體內數年、甚至十幾年都不易被察覺，如同「隱形導火線」般悄悄推動了許多慢性疾病的形成與惡化，卻不容易被察覺。多項研究顯示，**動脈硬化、第二型糖尿病、阿茲海默症以及肥胖相關等疾病**，皆與慢性發炎高度相關。這些疾病經常不是突如其來，而是長時間低度發炎累積出的「內部風暴」。

膽固醇正常，也可能有心血管風險？

特別值得注意的是——即使膽固醇檢查結果正常，若hsCRP偏高，心血管疾病風險仍然顯著上升。這就如同看似平靜的湖面下，其實早已暗流洶湧，可能隨時掀起風暴。因此，hsCRP就像是體內的「發炎預警器」，能夠在疾病尚未發展成災難之前，提醒我們要及早「滅火」，避免健康陷入險境。

如果hsCRP數據超過一．〇mg/L，就應開始關注體內是否有發炎狀態，並進一步檢視飲食與生活型態，或潛在感染源等風險因子。如先前提到多次，慢性發炎與胰島素敏感性息息相關，當體

高敏感性C反應蛋白（hsCRP）數值參考範圍

hsCRP（mg/L）	生理意義
＜1.0	低風險
1.0～3.0	中度風險，有慢性發炎問題
＞3.0	高風險，有顯著系統性慢性發炎問題

內發炎狀況加劇時，細胞對胰島素的反應會明顯下降，這正是胰島素阻抗惡化與血糖波動失控的溫床。如果hsCRP已有偏高情形，飲食與營養調理策略上應降低糖分與精緻澱粉攝取，以及提高抗發炎營養素攝取（在第六章、第八章會有詳盡說明）。

進階功能檢測評估

深入找出影響代謝的潛在原因

如果在前述的「基礎血液檢測評估」中已出現部分異常數值，我建議你可進一步選擇「進階功能檢測評估」，深入了解身體在**代謝功能上是否出現更隱微的失衡狀態**。檢測的目的不是為了診斷疾病，而是為了更早一步發現**功能異常**、**代謝瓶頸或調節失靈**等問題，幫助你更有效制定個人化的改善計畫。

胰島素阻抗並非是單一獨立問題，常常牽涉到多重生理系統的互動。如果只觀察血糖與胰島素，容易忽略那些「潛藏在背後、悄悄影響胰島素敏感性」的關鍵因素。

以下這些系統的異常，都是臨床上常見胰島素阻抗的潛在原因：

- **腸道功能受損：**腸漏症、慢性發炎、菌相失衡
- **壓力荷爾蒙失衡：**長期壓力、皮質醇過高
- **甲狀腺功能異常：**TSH偏高、T3／T4轉換效率不足

- **性荷爾蒙失衡：**特別是多囊性卵巢症候群、睪固酮或雌激素失衡

透過以上進階功能檢測的結果，能夠全面檢視身體的代謝狀態，幫你明確找到問題源自哪個代謝環節，才能夠對症下藥，從根本改善，這就是價值所在。這樣的精準調整策略，會遠比單純「控糖」來得有效而持久。

腸道功能健康評估：找出隱藏發炎與代謝異常根源

「腸道，是健康第一道防線！」若你經常出現以下腸胃道症狀——脹氣、腹痛、排氣異味、排便不順、便祕或腹瀉反覆發作，甚至有過敏問題久未找出原因，這很可能不是單純的腸胃敏感，而是腸道功能出現了系統性失衡。

透過腸道功能檢測，我們可以進一步評估是否存在**慢性發炎**、**營養吸收障礙**、**腸道菌相失衡或腸漏症**，進而找出可能干擾血糖穩定與胰島素敏感性的根源。

腸道是食物進入體內的第一站，肩負著消化分解、吸收營養進入血液和免疫防禦等重要功能。換句話說，我們吃下的食物，並不會直接被身體利用，而是要經過腸道充分的處理，才能進入血液，真正為細胞可用的營養來源。

然而，如果腸道出了問題，將導致整體代謝與免疫系統「地基鬆動」，誘發慢性發炎反應，進一步影響到血糖與胰島素的調控能力。尤其當腸道黏膜受損或菌相失衡，更可能導致以下狀況：

- **消化不完全↓**殘留食物腐敗發酵，造成大量產氣、壞菌滋生
- **腸道黏膜屏障破損↓**黏膜通透性增加，腸漏症形成
- **毒素與抗原進入血液↓**引發慢性系統性發炎
- **干擾胰島素訊號↓**導致胰島素阻抗、血糖不穩

如果把血糖看作結果，那麼腸道功能就是最容易被忽略的「起點原因」。這正是為什麼我在臨床中特別重視腸道功能，並經常建議個案進行進階的腸道功能健康檢測。

不同於抽血檢查，**腸道功能檢測可透過非侵入式的糞便採樣**進行，便能全面評估腸道消化吸收、菌相狀況、發炎指標與屏障黏膜完整性。這四大評估面向如下：

腸道消化能力評估

這是食物在腸道內的消化和養分吸收過程的評估。如果腸道功能不良，蛋白質沒有被完全分解，未消化的蛋白質在腸道中被發酵或腐敗，就容易導致一連串有害物質的產生，造成以下問題：

- **產生有害代謝物：**未消化完全的蛋白質進入大腸後，被腸道細菌發酵、腐敗，產生有害的代謝物質，會刺激腸道黏膜與影響菌相平衡。
- **腸道菌相失衡：**當有害代謝物增加，會造成腸道有益菌減少、有害菌增生，破壞腸道微生態系，並影響免疫功能。

• **黏膜屏障損傷，引起發炎或慢性食物敏感**：當腸道黏膜屏障出現損傷，通透性變大，這些未完全消化的蛋白質、有害的代謝物就容易進入血液，引起發炎或慢性食物敏感。
這種慢性發炎會阻礙胰島素的作用，導致血糖難以穩定，形成**「腸道發炎→胰島素阻抗→代謝惡化」**的惡性循環。

檢測指標 胰彈性蛋白酶（Pancreatic Elastase, PE-1）

胰彈性蛋白酶（PE-1）是一種由胰臟所分泌的消化酵素，主要負責分解蛋白質，臨床上，PE-1常作為評估胰臟分泌消化酵素（外分泌）的功能是否健全的重要指標。

當胰臟的酵素分泌功能下降時，會導致食物消化不完全，進一步影響營養素的吸收，可能出現的症狀包括消化不良、腹脹、糞便中有未消化食物殘渣、排便異常（如油便）等。這樣的狀況可能跟以下原因有關：

• **老化**：隨著年齡增加，胰臟酵素分泌量逐漸減少
• **慢性胰臟炎或功能退化**
• **胃酸不足**：胃酸是刺激胰臟釋放消化酵素的關鍵訊號，若長期胃酸偏低（譬如經常服用制酸劑、PPI類藥物），就會連帶抑制胰臟消化酵素的分泌

若有消化不良卻查不出明確原因，PE-1是一項值得檢測的參考指標，幫助我們理解胰臟的消化能力，間接反映整體消化吸收效率。

「細嚼慢嚥」在這裡就扮演非常重要的關鍵角色，讓身體有時間分泌消化酵素，啟動消化分解反應；也可在餐前飲用一～二湯匙無糖蘋果醋加水，能溫和刺激胃酸分泌；或是在進食時適量補充消化酵素營養補充品，協助食物分解與吸收。

有益菌代謝物—短鏈脂肪酸評估

腸道內特定好菌的存在，對於腸道屏障的穩定及胰島素敏感性的維持發揮了關鍵作用。特別是那些能產生短鏈脂肪酸（Short-Chain Fatty Acids, SCFAs）的腸道菌群，如普拉梭菌（*Faecalibacterium prausnitzii*）和羅斯氏菌屬（*Roseburia spp.*），更被視為代謝健康的「守門員」，因為它們能透過發酵膳食纖維產生短鏈脂肪酸，進而調節腸道環境與全身性代謝反應。其中，丁酸是最具生理功能的短鏈脂肪酸，不僅是腸道黏膜細胞的主要能量來源，還能促進腸道屏障修復，降低腸道通透性，預防腸漏症，減少腸道與全身性發炎，這些對於提升胰島素敏感性具有極為重要的作用。

研究顯示，**在糖尿病及代謝症候群患者的腸道中，產生丁酸菌群（如普拉梭菌和羅斯氏菌屬）的數量顯著下降**。這樣的菌相失衡會帶來連鎖反應：

- 短鏈脂肪酸減少→黏膜修復主要能量能源變少，腸道屏障功能受損
- 腸道發炎增加→毒素（如內毒素LPS）更容易進入血液，引起發炎

- 引發全身慢性發炎↓降低胰島素敏感性↓加重代謝異常

此外，其他益菌族群如擬桿菌屬（*Bacteroides*）、雙歧桿菌屬（*Bifidobacterium*）也可能因飲食、壓力或抗生素使用而受到破壞，進一步惡化腸道代謝功能。

檢測指標 益生性短鏈脂肪酸（SCFAs）

短鏈脂肪酸（SCFAs）是腸道有益菌發酵膳食纖維後所產生的代謝物質，也就是後生元（Postbiotics），其中重要的三種包括：乙酸（Acetate）、丙酸（Propionate）、丁酸（Butyrate）。其中以丁酸最為重要，是腸黏膜能量來源，能強化屏障、抗發炎、提升胰島素敏感性。如果短鏈脂肪酸濃度過低，可能反映膳食纖維攝取不足、有益菌數量過少，或是腸道長期處於發炎狀態。若短鏈脂肪酸濃度過高，則表示可能有小腸細菌過度增生（**Small Intestinal Bacterial Overgrowth, SIBO**）的情形，造成腸道細菌過度發酵碳水化合物，建議檢視碳水攝取量與型態，或進行菌相重整。

腸道黏膜通透性（腸漏症）評估

腸道通透性（Intestinal Permeability）是衡量腸道壁對營養素與病原體的過濾能力。如果**通透性過大，代表腸道屏障出現損傷，未完全消化的食物顆粒、細菌毒素或致敏原便可能穿過腸黏膜進入血液中，也就是所謂的腸漏症**，導致免疫系統過度反應，造成慢性發炎，進一步加重胰島素阻抗及代謝失衡。

檢測指標 解連蛋白（Zonulin）

解連蛋白是目前臨床應用上較廣泛的**評估腸道上皮黏膜損傷程度的生物標記**。當黏膜有受損、通透性變大時，解連蛋白的濃度就會提升。正常情況下，腸道黏膜細胞跟細胞之間，應該是緊密連結的狀態，如同一組嚴密的鎖鏈，將腸道上皮細胞牢牢固定在一起，確保腸道壁只允許特定的營養素通過，阻止有害物質入侵血液中。

不過，當腸道受損、發炎或菌群失衡時，解連蛋白的濃度就會提高，把原本緊密連結的黏膜結構給解開了（解連蛋白，就是「解」開細胞「連」結的蛋白質）。這就如同「大門」被迫敞開，導致未完全消化的蛋白質、食物殘渣、細菌毒素及其他有害物質穿透腸道屏障，進入血液循環中。這些異常物質一旦進入血液，就會誘發免疫系統反應，引起發炎、過敏、食物敏感，甚至自體免疫疾病。

解連蛋白的檢體可來自糞便或血液，檢體取得相對方便。但目前各種商業檢測試劑的敏感性與準確度仍有差異。如果是實驗研究或是高階實驗室多使用緊密連結蛋白（Occludin、Claudin-1與ZO-1）來評估腸道屏障健康，代表性更佳，不過目前在臨床檢驗應用上尚未普及，可用解連蛋白搭配其他生物指標，做趨勢性評估與臨床整合判讀。

腸道免疫力與發炎評估

全身約有七〇%的免疫細胞都存在腸道當中，肩負著監控病原、維持免疫平衡的重任。然而，當上述的問題出現了，如腸道黏膜受損造成通透性增加，未消化完全的蛋白質、細菌毒素（如內毒素LPS）等物質便能輕易地穿過腸道壁進入血液當中，**這些異常物質會被免疫系統視為「入侵者」而啟動防禦反應**。雖然這是一種保護機制，但當這類刺激一直持續存在時，免疫系統將處於長期活化狀態，最終導致慢性發炎，進一步惡化胰島素阻抗，干擾代謝平衡。

檢測指標 鈣衛蛋白（Calprotectin）、分泌型免疫球蛋白A（sIgA）

- **鈣衛蛋白：**鈣衛蛋白是評估腸道發炎的重要指標。當腸道出現發炎或感染時，中性白血球便會釋放大量的鈣衛蛋白，以對抗腸道內的異常病原體。因此鈣衛蛋白的濃度越高，意味著腸道發炎程度越嚴重。此指標也可區分患者到底是發炎性腸道疾病（IBD）還是腸躁症（IBS），IBD患者的腸道發炎反應強烈，鈣衛蛋白濃度往往明顯升高；而IBS患者雖出現腸道不適，卻通常較不會伴隨嚴重的腸道發炎，因此鈣衛蛋白濃度多維持在正常範圍。
- **分泌型免疫球蛋白A：**分泌型免疫球蛋白A（sIgA）是腸道黏膜的第一道免疫抗體屏障，猶如邊境的防禦哨兵，負責攔截細菌、病毒等入侵者，並啟動初級免疫反應。當腸道遭遇感染、發炎或壓力時，sIgA會短期上升以強化保護機制。然而，sIgA濃度並非越高越好，**如果長期偏高，代表腸道正處於慢性發炎狀態**。相反地，**sIgA若長期偏低，則代表免疫力下降**，容易受病原菌侵襲，常見於免疫力低下、慢性壓力、菌相失衡、營養不良或長期使用抗生素者。

綜合以上各項腸道功能健康評估，就如同為腸道這座「工廠」進行全面健檢，檢視是否有發炎、屏障破損或免疫失衡的警訊。透過精準找出失衡環節，搭配個人化的飲食調整、營養補充與生活型態優化，將有助於修復腸道功能，進一步改善慢性發炎與胰島素阻抗，恢復身體的代謝健康。

壓力荷爾蒙：長期高壓，發炎與胰島素阻抗更容易上身

如果你長期處在高壓生活中，總覺得疲憊、焦躁、睡不好，這些不只是心理壓力的表現，也可能是你體內的壓力荷爾蒙——皮質醇過高所導致的生理反應。**當皮質醇長期偏高時，容易誘發慢性發炎與胰島素阻抗，影響整體代謝與健康。**

皮質醇只適合應付「短期」壓力

皮質醇是一種由腎上腺分泌的壓力荷爾蒙，當我們感到壓力時，腎上腺會迅速分泌皮質醇，以幫助身體動員資源、啟動「戰或逃」（Fight or Flight）機制，讓身體能快速應對突如其來的壓力挑戰。它會促使肝臟將肝醣分解為葡萄糖，迅速提升血糖濃度，為身體提供即時能量，這對短期壓力的調節非常重要。

譬如你正準備過馬路，沒注意到一輛車高速衝來，當下你嚇到的同時，往後一跳、心跳加速、呼吸急促，這就是壓力荷爾蒙「戰或逃」的啟動，幫助你在關鍵時刻閃避危險。但如果因為職場長

期高壓加上責任沉重，工作繁忙之餘還需即時回應訊息，幾乎無法真正放鬆。這種持續緊繃感造成疲憊、失眠、腹部肥胖等問題，正是慢性壓力導致皮質醇過高、代謝失衡的常見情況。此時可以透過壓力荷爾蒙檢測來了解這些壓力源對身體影響的程度。

檢測指標 皮質醇（Cortisol）

正常情況下，皮質醇應在清晨起床後三十～六十分鐘達到高峰，之後隨著白天推進逐漸下降，晚上降至最低點，讓身體進入休息與修復狀態。若生理壓力節律異常，例如早上應當要高結果過低、晚上應當要低結果過高、或是一整天都過高／過低，可能代表有慢性壓力、睡眠障礙、自律神經失衡或腎上腺功能異常，這些訊息都是個人化壓力調理計畫的重要依據。

評估慢性壓力對健康的影響時，可採用抽血或收集唾液樣本做皮質醇濃度檢測。若採用抽血檢測，建議安排於早上七點到十點之間抽血，此時的皮質醇理應要處於一天當中的最高峰狀態，這個時間點有助判斷腎上腺是否具備足夠的壓力應對能力。不過需留意，血液中測得的皮質醇多為總皮質醇（含與蛋白質結合者），未必能完全反映生理上活性的「游離型皮質醇」濃度。

若希望進一步掌握**全天皮質醇的分泌節律變化**，建議收集**多個時間點的唾液樣本做皮質醇檢測**。唾液樣本可分別於早上起床後、上午、下午與夜間等多時點採集，就能描繪出完整的皮質醇日節律。**唾液皮質醇的優點在於其能反映生理活性型皮質醇**，且在居家操作下採樣，更能反映真實生活中的壓力狀態。對於需要長期觀察壓力影響代謝、睡眠與荷爾蒙調節的個案，是極具參考價值的評估工具。

檢測指標 脫氫異雄固酮（Dehydroepiandrosterone, DHEA）

在評估壓力對身體健康的影響時，皮質醇是首要評估的重要荷爾蒙。不過，若想更全面掌握壓力對內分泌與代謝的長期影響，建議可同時檢測另一個由腎上腺分泌的荷爾蒙——DHEA（脫氫異雄固酮，Dehydroepiandrosterone）。

DHEA是一種具備「修復型」特性的類固醇荷爾蒙，與皮質醇同源於腎上腺，兩者在功能上卻扮演著幾乎相反的角色。皮質醇協助我們應對急性壓力，動員能量與資源；而**DHEA負責修復組織、抗發炎、支持免疫與維持胰島素敏感性，也能協助維持細胞健康、延緩功能老化**。

若要測量DHEA，建議在早上進行抽血檢測，並同時測量皮質醇。這段時間正值這兩種荷爾蒙自然分泌的高峰期，能更準確反映腎上腺的功能狀態。若希望進一步了解一整天的壓力節律變化，則可輔以多個時間點的唾液皮質醇檢測，再與早上的DHEA血液濃度整合解讀，將有助於更精準評估壓力負荷與修復能力之間的平衡狀況。

當DHEA偏低時，可能透露出身體處於長期壓力或老化相關的不平衡狀態。常見的臨床意義包括：長期慢性壓力、情緒低落、睡眠品質不佳、自律神經失衡，也可能與腎上腺儲備力下降、慢性發炎、胰島素敏感性降低有關。此外，女性若出現荷爾蒙失調或更年期提早，DHEA偏低亦是常見的警訊。因此，DHEA不僅是壓力調理中不可忽視的指標，也能反映身體修復力與抗老化潛能。

靠「少吃多動」甩不掉壓力胖、發炎胖

當壓力不知不覺已演變為慢性狀態，皮質醇的分泌長期處於高檔，這時候，身體會不斷分解肝醣、釋放葡萄糖，使血糖常處於偏高狀態，促使胰臟分泌更多胰島素來維持平衡，久而久之便導致胰島素敏感性下降、出現胰島素阻抗。

更令人困擾的是，皮質醇會促使脂肪再分配，特別是集中堆積在腹部形成「內臟脂肪」，這些脂肪組織還會分泌促發炎因子，使你進入一種**「發炎胖、壓力胖」的惡性循環。這也解釋了為什麼即使你努力「少吃多動」，體重還是難以下降，肚子卻越來越明顯**。

如果你已經覺得有長時間的慢性壓力，甚至出現了代謝問題、焦躁、睡眠品質不佳或自律神經失調等症狀，建議可透過檢測皮質醇與ＤＨＥＡ濃度，幫助你從生理層面理解壓力對健康的影響，進而找出關鍵的問題起點，重拾代謝平衡與活力健康。

甲狀腺荷爾蒙：指揮官出狀況，血糖代謝也遭殃

甲狀腺失衡，與胰島素阻抗息息相關

甲狀腺是人體新陳代謝的「指揮官」，主導著能量消耗、體溫調節，並與血糖平衡密切相關。

當甲狀腺功能異常，特別是功能低下時，不僅會讓人感覺疲勞、容易發胖，還可能悄悄地引發胰島

素阻抗的問題。台灣有很多女性朋友有甲狀腺失衡的問題，因此我忍不住要囉唆地提醒大家：千萬別對甲狀腺問題視而不見，因為它在穩定血糖和預防代謝疾病上扮演非常重要的角色。

當甲狀腺功能下降時，身體的「代謝加速器」就變慢了，其中肝臟的代謝速度也會變慢，肝臟無法正常清除掉應該要代謝的胰島素，就會導致胰島素在血液中的濃度升高。另外，當肝臟的代謝變慢，肝臟可能釋放較多的發炎因子，也容易伴隨有脂肪肝等問題，這些狀況會增加胰島素阻抗的風險。

這樣慢速代謝的狀況，讓我們更容易累積脂肪，特別是在腹部。同時，因為能量消耗減少，血糖可能會在體內停留更久，這會迫使胰臟分泌更多胰島素來處理這些血糖。

檢測指標 甲狀腺刺激素TSH、甲狀腺素Free T3/Free T4（可選擇性增加：Anti-TG與Anti-TPO）

增加「完整的檢測項目」是必要的

一般健檢通常只檢測促甲狀腺素（TSH）和甲狀腺素（T4），但這其實無法充分反映甲狀腺的功能狀態。建議可搭配以下檢測，以獲得更完整的判讀依據：

- TSH：**促甲狀腺素**
- Free T3：**或稱為FT3、游離T3**

- Free T4：**或稱為FT4、游離T4**
- Anti-TPO：**或稱為TPOAb、甲狀腺過氧化物酶抗體**
- Anti-Tg：**或稱為TgAb、甲狀腺球蛋白抗體**

促甲狀腺素（TSH）像中央政府，調控地方執行力

大腦分泌的促甲狀腺素就像是「中央政府」，負責「命令」甲狀腺進行激素分泌。如果**甲狀腺功能不足，也就是「地方執行力不佳」，大腦就會「努力催促」甲狀腺加強工作，這時TSH就會有過高的情形**。相反地，如果甲狀腺功能過強，也就是「地方過度活躍」，大腦就會「暫停催促」，此時TSH就可能出現偏低的狀況。不過，由於甲狀腺代謝調控機制相當複雜，**單看TSH並不足以判斷甲狀腺整體功能狀態**。

為何重視游離T3與游離T4？

血中甲狀腺素分為Bound結合型（不具活性）與Free游離型（可直接作用）。**Free T3與Free T4才是真正可被細胞利用的形式**。其中，T4為前驅型，需要在肝臟等器官轉換為活性型T3才能發揮作用。若T4濃度正常但T3偏低，可能代表轉換效率下降，這與肝功能、營養素（如維生素D_3、鋅、硒等）不足或長期壓力有關。這類潛在問題在傳統檢查中常被忽略。

甲狀腺抗體，揭示自體免疫攻擊風險

甲狀腺過氧化物酶抗體（Anti-TPO）和甲狀腺球蛋白抗體（Anti-Tg）是判斷是否有自體免疫攻擊的關鍵指標。如果這兩個抗體異常過高，意味著甲狀腺正在面臨自體免疫的攻擊﹝有橋本氏甲狀腺炎（Hashimoto's Thyroiditis）的可能性﹞，即使TSH尚在正常範圍，也不能掉以輕心。自體免疫問題可能使甲狀腺功能逐漸下降，進一步影響代謝與血糖平衡。

當你有不明原因的體重變化、持續疲勞或代謝出現異常時，檢查甲狀腺能提供重要的線索，幫助找出問題所在，尤其當**長期甲狀腺功能低下時，血糖消耗量降低，胰島素阻抗的風險也會增加**。**以上指標最好再結合甲狀腺超音波檢查，以利做更為完整的功能評估**。

性荷爾蒙：男女有別，年齡與分泌量決定代謝關鍵

性荷爾蒙在維持胰島素敏感性、脂肪分布，以及整體代謝功能中扮演著舉足輕重的角色。尤其在**女性更年期**與**男性年齡增長**階段，荷爾蒙的變化常與代謝問題並行，進一步影響血糖穩定與脂肪堆積。

尤其是女性，「雌激素」對於維持胰島素敏感性有著關鍵的作用。雌激素能促進肌肉細胞對葡萄糖的吸收，並抑制脂肪細胞的肥大，因此，雌激素對於新陳代謝具有保護性。然而，**隨著女性進**

入更年期，雌激素濃度逐漸下降，胰島素阻抗的風險隨之增加。這也是許多女性在更年期後容易出現體脂增加、腹部脂肪堆積，以及血糖不穩定的原因之一。

檢測指標

- **女性：雌激素E 2（Estradiol，雌二醇）、黃體酮P 4（Progesterone）**
- **男性：總睪固酮（Total Testosterone）、游離睪固酮（Free Testosterone）**

女性荷爾蒙：雌激素與黃體酮是一對好閨「泌」

女性荷爾蒙是一群荷爾蒙類的成員，其中有兩種荷爾蒙特別重要。第一種是雌激素（E2），讓妳擁有女性生理上的體態樣貌，譬如姣好的身材、豐滿的上圍，尤其在經期過後正值雌激素上升的濾泡期階段，能讓妳心情愉悅。**適當的雌激素，更有助於提高細胞對胰島素的敏感性**。第二種是黃體酮（P4），是與雌激素一起工作的好夥伴，在排卵後的黃體期分泌，可以增厚子宮內壁，幫助著床，為可能發生的懷孕做足準備。**黃體酮具有抗發炎效果，能降低慢性發炎反應，進一步優化胰島素功能**。

兩者的合作如同「堆磚與鋪水泥」——雌激素負責組織的生長（堆磚）、黃體酮則負責穩定與成熟（鋪水泥）。只有兩者比例協調，荷爾蒙系統才能穩定運作。一旦兩者比例懸殊，便容易出現情緒波動、水腫、胸部脹痛、經前不適等症狀，甚至影響血糖控制與代謝功能。

雌激素優勢，並不是健康反應

如果體內「雌激素過多、黃體酮過少」，兩者比例拉得太大，有學名形容這樣的狀況為「雌激素優勢」（Estrogen Dominance），意味著體內的雌激素太多了，這樣一來，疲累、胸部脹痛、水腫、心情煩躁的情形會更加顯著，也可能使乳房組織增生的風險增加，進一步提升乳癌的發生率。

一旦有雌激素優勢，將促進脂肪細胞的增生與擴張，特別容易形成臀部、大腿及腹部脂肪堆積，過多的脂肪組織也會釋放發炎因子，進而提升胰島素阻抗的風險。

隨著年齡漸長，女性的雌激素與黃體酮皆會逐步下降。但是當黃體酮下降速度過快時，更容易產生「雌激素優勢」，進一步強化**胰島素阻抗**、**中央型肥胖與心血管風險**。

睪固酮不足，胰島素阻抗風險增加

對男性而言，睪固酮不只是與性功能相關，更是維持肌肉量、影響脂肪分布與胰島素敏感性的重要荷爾蒙。研究指出，**睪固酮偏低的男性，常伴隨以下代謝問題：胰島素阻抗風險增加、內臟脂肪堆積、血糖代謝異常與肌肉流失**，這些變化將顯著提高代謝症候群與心血管疾病的風險。

值得注意的是，女性若有睪固酮過高的情況，例如多囊性卵巢症候群，同樣也會提升胰島素阻抗與血糖不穩的風險。

什麼情況應考慮荷爾蒙檢測？

若你有以下情況，建議進行性荷爾蒙檢測：女性有月經不規則、經前症候群、多囊性卵巢症候群、受孕困難、更年期症狀；男性有疲倦、肌肉量下降、性慾減退、脂肪增加、血糖異常。透過檢測性荷爾蒙濃度與比例，可幫助我們更深入掌握荷爾蒙對代謝健康的影響。進一步調整生活與營養策略，有助於提升胰島素敏感性、改善體態、維持活力與整體健康狀態。

在臨床上，這些都是我經常協助個案規劃的檢測項目，可以透過醫療院所、功能醫學診所、健檢中心，或由我的營養諮詢中心配合的醫事檢驗所進行檢測。不需要進行所有檢測，可根據自身健康狀況與預算，選擇對你最有意義的項目。**這些檢測結果更能幫助你找到胰島素阻抗的根本原因，再針對問題進行調整與修復，將有效提升改善效果，讓代謝回歸穩定與平衡**。

如果你覺得以上檢測的資訊量有點多，不用擔心！我已幫你將重點整理成清楚明瞭的表格（參照下一頁），方便快速掌握每項檢測的功能、適合對象與臨床價值，幫助你評估出最適合自己的檢測方案。

胰島素阻抗原因相關檢測項目

類別	檢測項目	功能	意義或建議檢測對象
基礎血液檢測評估	血糖（Glucose）	掌握即時血糖變化	可即時了解飲食或藥物對血糖的影響
	口服葡萄糖耐受測試（OGTT）	評估身體對糖分的耐受度	透過糖分壓力挑戰來評估是否有隱性糖尿病或妊娠糖尿病風險
	連續血糖監測（CGM）	智慧解讀全天候動態血糖波動	適合需密切控制血糖的高風險個案，能即時了解全天候飲食與藥物對血糖的影響
	糖化血色素（HbA1c）	反映3個月長期平均血糖	適合用來追蹤長期血糖控制的成效與風險
	胰島素（Insulin）	評估胰臟分泌胰島素的能力	深入評估胰臟功能，是否有胰島素阻抗導致血糖代謝異常
	胰島素阻抗指數（HOMA-IR）	推算細胞對胰島素阻抗的程度	結合空腹血糖與胰島素，可量化評估胰島素阻抗的程度
	高敏感性C反應蛋白（hsCRP）	發炎反應指標	評估身體慢性發炎的程度
進階功能檢測評估	腸道功能健康評估（PE-1、SCFAs、Zonulin、Calprotectin、sIgA）	評估腸道消化能力、有益菌代謝物（短鏈脂肪酸）、腸道黏膜通透性、腸道免疫與發炎狀況	有腸道不適症狀、食物敏感、慢性發炎或代謝異常者可優先考慮
	壓力荷爾蒙（Cortisol、DHEA）	評估慢性壓力對壓力荷爾蒙的影響	壓力大、長期疲憊、睡眠不佳、代謝不穩定者可優先考慮
	甲狀腺荷爾蒙（TSH、Free T3/Free T4、Anti-TG、Anti-TPO）	評估是否有甲狀腺失衡，以推估能量與代謝調節狀況	慢性疲勞、手腳冰冷、體重變化明顯者可優先考慮
	性荷爾蒙（E2、P4、Testosterone）	評估是否有性荷爾蒙失衡的狀況	經前症候群、月經不規則、肥胖、受孕困難、更年期或多囊性卵巢症候群者可優先考慮

第 6 章【身體力行】

調整飲食跟著做，提升胰島素敏感性

健康沒有標準食譜，
和醫師、營養師評估制定出的「個人版本」，
是更有效的方法！

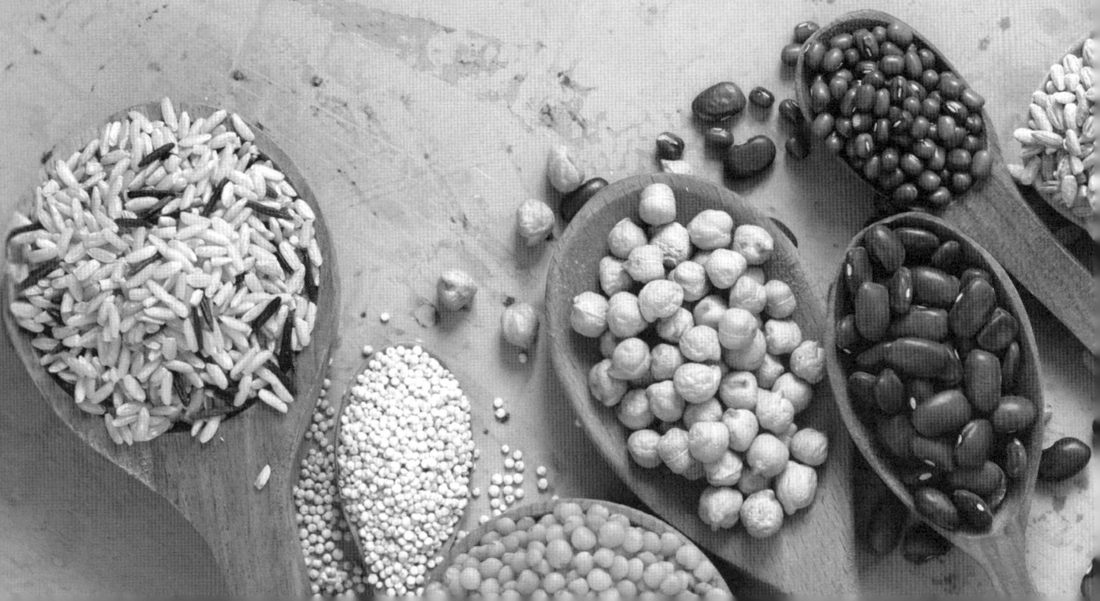

食物不僅是身體的燃料，更是掌控胰島素敏感性的關鍵調節劑。選擇「適合你」的食物與攝取方式，便是給予細胞健康與活力的最佳禮物；若忽視食物營養的重要性，則是為慢性疾病甚至癌症鋪設了看不見的隱患之路。

許多朋友會問我：「有沒有一套無腦跟著吃就對的飲食菜單？最好不必動腦，照表操課就能變健康。」

說真的，我也很想這麼做啊，可惜這種方式只適合「實驗室的老鼠」們，我們調配什麼飼料，牠們都照吃，這樣的結果一定非常之好。然而對於我們人類來說，這是一件不可能的事，不只是每個人生理代謝、基因組成，還有情緒、喜好與生活環境都不盡相同，加上太多誘惑的美食在我們身邊。種種因素加總起來，就難以用一套方法改善所有問題。**真正對你有效的飲食計畫，是經過與營養師討論後，再透過自己實踐調整，才能找到最適合自己的版本**。

有些人吃雞蛋很好，有些人卻會出現食物敏感；有些人喜歡苦瓜、有些人打從心裡就排斥。這就是為什麼一套標準化的菜單，對某些人來說可能剛好適合，對其他人卻可能完全無效，甚至造成反效果。

因此，我無法在不了解你身體狀況的情況下，給出一套「萬用菜單」；但透過此書，我可以分享一套**人人都能掌握的飲食原則與策略**。

透過這些原則，你可以輕鬆運用在日常生活中，逐漸了解：哪些食物種類與分量讓你吃得輕鬆、舒服又美味？哪些又需要做出替換與調整？這個過程，才是真正讓你擁有走得長久、吃得健康又愉悅的「個人化飲食地圖」。

掌握食物分量：211餐盤最簡單直覺

在營養諮詢中，我不會規定個案必須為每一餐的食物精準秤重，或是要詳盡計算熱量，但我認為建立「基本分量概念」相當重要，是長遠維持良好健康的基礎。有人認為只要將所謂健康的食物「吃好吃滿」就萬無一失，事實並非如此。如果沒有分量上的意識，**即使是再健康的食物，過量攝取一樣會導致總熱量過剩、血糖波動、胰臟與腸胃負擔加重**，反而適得其反。

適當掌握食物分量，不只是控制體重，更是維持胰島素敏感性與代謝穩定的核心策略。已有多項科學研究證實，熱量過剩會導致內臟脂肪累積、胰島素阻抗問題加重，進一步引發代謝性疾病等問題。因此，先建立一個簡單直觀又有效的分量框架，像是「**211餐盤**」（即蔬菜比例2、蛋白質比例1、全穀雜糧比例1），能幫助你輕鬆掌握餐盤比例，養成更有意識的飲食習慣。

CALERIE實驗：熱量限制對健康的深遠影響

在美國國家老齡研究所（NIA）資助的經典研究——CALERIE（Comprehensive Assessment of Long-term Effects of Reducing Intake of Energy）試驗中，研究團隊針對二百一十八位健康、

非肥胖成人（年齡介於二十一至五十歲）進行為期兩年的熱量限制介入研究，觀察熱量控制對特定健康指標的影響。

受試者分為兩組：控制組維持原本飲食攝取，實驗組則根據指導，實行每日減少二五％熱量控制攝取（實際平均達成約減少一一．九％）。整體研究過程中，所有受試者的飲食內容與代謝指標皆被嚴謹監測。兩年後，在熱量限制組中觀察到以下顯著成果：

- **體重下降：**平均體重減少約一成（約七．五公斤），其中七一％的體重減輕來自脂肪，包含內臟脂肪與全身脂肪量皆顯著下降。
- **心血管代謝指標改善：**低密度脂蛋白膽固醇（LDL-C）下降、總膽固醇與高密度脂蛋白膽固醇（HDL-C）的比值改善，血壓同步下降。
- **胰島素敏感性提升：**胰島素阻抗指數（HOMA-IR）與胰島素耐受測試結果皆顯示胰島素反應效率顯著改善。
- **慢性發炎指標改善：**高敏感性C反應蛋白（hsCRP）明顯下降，顯示全身發炎狀態獲得緩解。

這是全球第一個針對健康非肥胖者進行長期熱量限制的臨床試驗，明確證實：即使僅是中度減少熱量，也能有效改善體脂、血糖、心血管與發炎指標，為預防慢性病與延緩老化提供強而有力的證據基礎。

在CALERIE第二期研究計畫中，研究團隊進一步將焦點轉向「細胞老化與代謝老化」的生物指標。結果顯示，相較於控制組，熱量限制組在第十二與二十四個月時，血液中與細胞衰老相關的標記（如GDF15、PAI-1、TNFR1、OPG、IL-6與hsCRP）皆顯著下降。更進一步的脂肪組織RNA分析也發現，與老化相關的基因表現（如p21、p16、IL1B等）顯著下降。這是首度在人體中證實，**熱量限制不僅能改善外在健康指標，更能從細胞與基因表達層面，減緩老化進程，提升代謝健康**。

控制食物分量的好處

越來越多研究發現，適度的熱量限制是一種簡單而有效的飲食策略，不僅有助於改善胰島素敏感性、穩定代謝功能，更能預防多種代謝疾病的風險。以下是控制食物分量對健康的三大益處：

- **預防體重增加與內臟脂肪堆積：**不掌握食物分量，攝取過多熱量最直接的後果，就是體重增加，特別是內臟脂肪的堆積。內臟脂肪不只是儲存脂肪的地方，更會分泌發炎因子、影響胰島素訊息傳導，這正是**肥胖者常見胰島素阻抗的根本原因**。唯有建立掌握正確的分量概念，才能有助於控制體重，減少代謝負擔。
- **穩定血糖與胰島素濃度：**食物攝取過量（尤其是大量的碳水化合物），身體需要分泌大量胰島素來應對血糖波動，這樣反覆的高血糖、高胰島素狀態，會使細胞逐漸變得對胰島素不敏感，形成胰島素阻抗。適量控制熱量攝取，才能避免頻繁的血糖波動，減少胰臟分泌胰島素的壓力，讓身體代謝運作更有效率。

• **促進長壽與健康老化：**熱量限制不僅能改善代謝健康，還能延緩細胞衰老，並促進無病長壽。這是因為熱量限制能減少體內氧化壓力、慢性發炎和內臟脂肪累積，進一步保護心血管與免疫系統，延緩與老化相關的疾病發生。

善用黃金比例來吃飯：211餐盤超方便

雖然熱量限制是有效的策略，不過在日常飲食中，我其實不強調精算食物的克數與熱量，而是用一個**直覺簡單、又好執行的原則：211餐盤**。

這是由哈佛大學公共衛生學院推廣的健康飲食餐盤，是一種不需計算卡路里，就能實踐**營養均衡與血糖穩定**的好方法。只要用比例來分配餐盤內容，就能輕鬆吃進足夠的蔬菜、蛋白質與適量的碳水化合物，幫助長期維持健康體重與代謝平衡。

想像將餐盤分為四等分，其中蔬菜占兩等分（占餐盤的二分之一），蛋白質和澱粉各占一等分（各占餐盤的四分之一），也就是**蔬菜：蛋白質：澱粉＝2：1：1**，這樣的比例正符合均衡飲食、促進健康的飲食架構。

• **蔬菜比例1／2：膳食纖維＋植化素＝腸道好菌的最愛**

餐盤至少有一半的比例是蔬菜，大約是每餐至少有一．五碗煮熟蔬菜（約等於營養學所說的三份蔬菜、七十五大卡熱量），不僅能提供充足膳食纖維，還能**降低升糖指數**、**穩定血糖**、**保護腸道**

與細胞健康。

這些纖維也是腸道好菌喜歡吃的食物，請記得：腸道菌相就像是你家的「寵物」一樣，每天吃足夠的蔬菜纖維，就等於在餵養牠們吃飯，是基本又重要的任務，牠們就會回饋你健康。

如果腸道菌相「寵物」們夠健康，就能幫你分泌抗發炎物質（譬如抗炎因子）來緩解身體發炎；製造血清素，幫你穩定情緒，增加愉悅感；也會製造短鏈脂肪酸，滋養腸道黏膜屏障更加豐厚，就能阻擋外來毒素；這些短鏈脂肪酸還能運輸到大腦神經組織，保護大腦，預防大腦老化。

此外，餐盤中**至少要有三種不同顏色的「彩虹蔬菜」，因為不同顏色代表不同的「植化素」**。植化素是一群天然的植物化學色素，讓蔬果擁有鮮豔的外觀與特殊的味道，能抵抗土壤壞菌、蚊蟲與太陽輻射的傷害，讓植物堅強生長。每天攝取各種顏色的植化素，就能提升抵禦外界侵襲的能力。

當餐盤中有著色彩豐富的食物，看了也會令人開心，吃得愉悅滿足。

- **蛋白質比例1／4：雙重蛋白質，支撐代謝力**

餐盤的四分之一應來自優質蛋白質食物。分量部分，也可用**四分之三～一個手掌大的分量為基礎**，再依體重、活動量與運動目標進行個別化計算（一個手掌大的肉約為營養學分量的四份＝二十八克的蛋白質，若是低脂肉約為二二〇大卡的熱量）。

食物種類上，建議以**「豆、魚、蛋、肉」的順序做先後選擇，同時搭配植物性與動物性蛋白質**

更為理想。肉類建議以白肉為主（如魚肉、雞肉），紅肉為輔（如豬肉、牛肉、羊肉），加工肉品則盡可能避免。烹調時搭配橄欖油、苦茶油、酪梨油這些抗發炎好油，更能符合地中海型飲食原則，有助於改善慢性疾病，預防老化。

• 澱粉比例1／4：選對澱粉，穩糖更有力

餐盤另外的四分之一要來自健康的澱粉，也就是「全穀雜糧與根莖類」，例如糙米、燕麥、紅薏仁、藜麥、地瓜等，這類澱粉富含膳食纖維、維生素B群與多種礦物質。分量上來說，**一般活動量的成人，每餐建議攝取半碗到一碗為宜，具體分量可依性別、體重與活動量做調整**。例如，一位活動量中等的女性可先抓半碗至四分之三碗雜糧飯，男性可抓四分之三至一碗作為參考（一碗飯是營養學分量的四份＝六十克的碳水化合物，約為二八〇大卡的熱量）。

我建議每天至少能吃到一餐雜糧飯，早餐可搭配雜糧饅頭、原型燕麥粒或適量連皮地瓜，減少精緻澱粉如白麵包、白麵條、白飯，以及加工食品（如餅乾、蛋糕）的食用頻率，有助於穩定血糖、增加飽足感、改善代謝問題。

小叮嚀：每個人的身體狀況、活動量與代謝需求不同，因此建議可諮詢專業營養師，根據體位、健康目標與生活型態，量身調整適合的211比例與實際食物分量，才能有效達到體重管理與代謝改善的目標。

進食順序有訣竅：先吃蔬肉蛋，後吃澱粉

只要調整「吃飯順序」，就能幫助血糖更穩定、減少脂肪堆積，甚至改善腸胃消化。這是一個不花錢、不費力、立刻就能執行的小技巧！

簡單好記的原則是：**上半場吃蔬菜與蛋白質，下半場再開始吃澱粉，每口咀嚼二十五～三十下，細嚼慢嚥**。

很多朋友說，他從小到大的吃飯習慣，第一口一定是扒手裡的那碗白飯啊！但如果現在身體代謝上已經亮黃燈（甚至紅燈），一定要把習慣做個調整。

吃飯的順序，就像一場籃球比賽，也分「上半場」與「下半場」：上半場先吃蔬菜與蛋白質食物，這樣的順序能讓膳食纖維與蛋白質先行進入胃腸道，延緩後面碳水化合物的吸收速度，減緩餐後血糖上升幅度，同時也能延長飽足感。下半場等蔬菜蛋白質吃到一半，再開始吃澱粉。記得要細嚼慢嚥，大腦容易產生飽足感訊號，也就容易讓你減少食量，對於穩定血糖、調整體重與腸胃道健康，都具有很好的幫助，也比較不會有餐後疲倦或飢餓感快速反彈的問題出現。

生活中實踐211餐盤：外食、健身、上班族輕鬆吃

211餐盤的最大優勢，就是「彈性高、適用性強」。無論是外食族、上班族、健身族群或慢

性病患，只要掌握比例原則，就能在各種生活場景中實踐均衡營養，穩定血糖與體重，提升整體代謝健康。以下針對常見情境與族群提供具體建議。

外食族或上班族在超商吃２１１

即使無法自己煮飯，也能在超商挑出「高營養密度、低加工」的食物組合。盡可能挑選原型、少調味、非高度加工的食物，並利用「蔬菜沙拉或水果」做補強，快速拼出２１１餐盤。

- **無糖豆漿＋茶葉蛋＋小份地瓜＋蔬菜沙拉（或一個拳頭分量的水果）**
- **舒肥雞胸肉＋小份地瓜＋蔬菜沙拉**
- **健康餐盒＋蔬菜沙拉（或一個拳頭分量的水果）**

職業婦女省時備餐２１１

忙碌的生活節奏中，事前規劃就能幫助維持飲食品質。利用週末假日預先採購與備餐，就能大幅減輕平日下廚的時間壓力。

- **魚類與肉類：一次清洗分裝冷凍，省去前處理的時間。**
- **主菜（如雞肉咖哩）：假日先煮好分裝冷凍，類似自製「健康冷凍調理包」。**
- **雜糧飯：一次煮多量冷凍保存，方便平時解凍加熱。**

- **每餐只需準備蔬菜：快速炒一道彩虹蔬菜即可開飯。**

健身族追求增肌效果的211

有肌肉訓練需求的族群，更需留意蛋白質與碳水化合物的攝取。建議每日蛋白質來源涵蓋**動物性與植物性來源**，並搭配足夠蔬菜以舒緩運動引發的發炎反應。

- **優先選擇低脂肉類：如雞胸肉、去皮雞腿，或是雞蛋**
- **搭配植物性蛋白質：如豆腐、無糖豆漿、黃豆、毛豆**
- **避免過多紅肉與加工肉：減少飽和脂肪與發炎風險**
- **多攝取彩虹蔬菜：多種植化素、抗氧化營養素，加速身體修復**

健身前後飲食的補充很重要。**運動前可補充香蕉等好吸收的碳水**，作為快速能量利用，**運動後三十分鐘到一小時內，搭配蛋白質與碳水組合**（如雞胸肉加燕麥飯），有助於肌肉修復與合成。

血糖不穩者特調比例：133低醣餐盤

若為糖尿病前期或是糖尿病患者，可參考游能俊醫師設計的「133低醣餐盤」的飲食比例，以控制碳水化合物攝取、減緩血糖上升。每餐的比例如下：

- **一份澱粉：約為四分之一碗雜糧飯，或四分之一顆雜糧饅頭（等於一份醣類）**
- **三份蔬菜：約為一．五碗煮熟蔬菜**

● **三份蛋白質：約為四分之三手掌大的肉類分量**

這樣的比例可以減少血糖的劇烈波動，有助於控制血糖。此外，透過增加蛋白質和蔬菜的攝取來提升飽足感，可減少碳水攝取的慾望。

聰明使用電子秤和冰箱來分裝

對我來說，電子秤是分裝食物用的，不是餐餐幫食物量體重用的。

我不是要鼓勵你每餐吃飯前，都要將食物從頭到尾量秤一遍（這樣可能沒有人想跟你吃飯），而是偶爾善用電子秤作為「目測校正工具」，能幫助你更準確掌握食物分量，養出更好的直覺。

當我們在備料或分裝時使用電子秤，會逐漸增加對食物分量的準確度（食物的「體重」）。有時我會換個方式，先「目測＋手感」分裝完雜糧飯，再用電子秤「驗算」，如果沒有差異太大，甚至是剛好抓對了重量，我心裡還會默默給自己一個讚！

跟你分享我平時使用電子秤的時機點：

分裝① **雜糧飯／地瓜：**對於需要減重或是控制血糖的朋友來說，拿捏好碳水澱粉的分量尤為關鍵。像我自己有批次煮雜糧飯跟蒸地瓜的習慣，在週末把下週的分量先煮起來、分裝、冷凍保存，等到食用前一晚再放到冷藏退冰備用。這時我就會用電子秤分裝我要的米飯或地瓜分量。例如，每餐的碳水若控制在兩份，就是一百克煮熟的米飯重量（大約二分之一個飯碗），或是一百一十克的地瓜重量。

分裝②　肉類食材：蛋白質對於身體的營養補充和飽足感有很大的幫助，攝取到足夠的蛋白質，有助於減少對醣類的依賴。例如每餐若攝取四份蛋白質（一個手掌大的肉，大約四兩），大約是一百五十克的肉重。透過電子秤，我們可以準確分裝肉類，確保每餐的蛋白質攝取量符合營養需求。

舉例來說，如果你購買一整塊肉，或是切好的肉片，洗淨後，可先利用電子秤將肉分裝成適當的小分量，冷凍保存。這樣一來，每次要準備餐點時，直接取出一包，分量剛剛好。不但能減少「煮太多」的浪費，也能避免「吃太多」的熱量過剩，既省時又省心，還能幫助我們更有效地達成健康管理的目標。

分裝③　黃豆或其他豆類：黃豆是我非常喜歡的植物性蛋白質來源，不僅擁有完整胺基酸組合，還富含對女性特別有益的大豆異黃酮。每天早上一杯現打的無糖豆漿（開心飲品），已成為我長年持續的習慣之一。雖然我沒辦法這麼勤快每天早上煮豆漿，但我會利用週末一次煮好一斤的黃豆，先泡過、煮熟、放涼、再用電子秤分裝冷凍保存。每袋裝約八十克的熟黃豆，就約有兩份＝十四克的蛋白質。

我很喜歡這樣的批次備餐模式，不僅提高效率，也讓健康飲食更能「無痛持續」。

順便說一下，其實我最常使用電子秤的另一個場合是——手沖咖啡！從秤豆子到掌握水量，就是一場舒心療癒的日常儀式。

注意食品包裝標籤

如果你是「三餐老是在外」的外食族，尤其習慣購買超商餐點，那麼**提升對食品標籤上的敏感度**絕對是健康管理的一大關鍵。別再只是用「看起來好吃」、「便宜」作為選擇標準，有時候只要多看一眼營養標示，你可能就會默默把某樣商品放回架上——因為它其實不那麼適合你現在的健康目標。

當你已經對每餐需要攝取多少蛋白質有概念之後，無論是遇到粉狀沖泡食品，還是市售高蛋白飲品，你就可以透過營養標示資訊，快速判斷這一包到底含有多少蛋白質、是否足夠。例如：若這包飲品含有十五克蛋白質，約等於兩份蛋白質，那你就可以評估是否還需要額外補充一顆茶葉蛋（一份＝七克蛋白質）來達到每餐攝取目標。

許多外食族會選擇舒肥雞胸肉作為低脂高蛋白的優質來源，這固然是一個好習慣，但也不是所有雞肉商品都相同。你可能買了一包真空包裝的即食雞胸肉，標示為「一百克的肉含有二十六克蛋白質、二克脂肪」，這確實是一個理想比例。然而，若是即食雞腿肉，一百克肉的脂肪含量可能高達十克，即使蛋白質相近，整體熱量與油脂攝取卻明顯上升。另外，有些產品為了讓雞肉更好吃，會加入額外油脂、高鈉人工調味料（食品標示中的成分就會很長一串），讓雞肉更美味。這些看不見的成分，也會不自覺增加健康上的負擔。

你會買超商的飲料嗎？許多朋友在飲用市售飲料時，往往會忽略了飲料中的糖分和熱量含量。飲料中的隱藏糖分，可能導致不知不覺中攝取過多熱量，進而影響血糖穩定和體重管理。因此在選擇飲料時，先學會閱讀營養標籤，並注意其中的糖量與總熱量，這樣就可以清楚知道自己在喝什麼，避免不必要的熱量攝取。

譬如某些市售運動飲料或茶類飲料，可能每瓶就含有二十至三十克糖，熱量高達一百至一百五十大卡。這類飲料容易被誤認為健康，導致不經意攝取過多糖分。因此，我們應該優先選擇低糖或無糖的飲品。如果購買到含糖的飲料，記得要先看營養成分標示，計算糖量來控制攝取量，不妨只喝一半或三分之一，剩下的冷藏保存，或是跟朋友分享，避免一次喝下過多糖分。

看懂食品標籤，是必要能力，也是一種對自己身體負責的態度。從今天起，讓閱讀食品標籤成為你外食生活中的日常習慣，用資訊幫助自己做出更健康、更聰明的選擇。

選對食物種類：哪些食物對血糖友善？

當我們對於餐點的分量比例已經有概念了，接下來就是選擇放哪些食物進到我們的餐盤裡！這部分是改善代謝的核心關鍵，直接影響到身體對胰島素的敏感程度，影響你的血糖變化。

除了多選擇好食物，我也強烈建議：要積極避開對你身體有負擔的食物，一定要有「趨吉避凶」的觀念！

首先，先做到「避凶」！以下兩類食物會加重胰島素阻抗，造成代謝阻礙。

【避凶食物①】高糖飲食：甜蜜的陷阱

甜食似乎是現代人的療癒解方，無論是含糖飲料還是下午茶的蛋糕、餅乾，吃到就覺得：啊～真是滿足！愉悅！開心！其實吃甜食讓大腦感覺開心，並非是幻覺，而是糖分參與了大腦獎勵系統運作的真實生理反應。

當我們吃進甜食，糖碰到了舌頭味蕾上的甜味受器而被活化，糖分也會迅速進入血液，進而刺激大腦釋放多巴胺（Dopamine）。多巴胺主要作用於伏隔核（Nucleus Accumbens），是大腦的「獎勵中樞」，負責產生興奮、快感與動機感的提升。因此，糖能迅速誘發短暫的愉悅感。

然而，這種快感來得快、去得也快。這種多巴胺的釋放是短暫的，大腦會迅速回到原本的狀態，因此愉悅感也會隨之消退。更麻煩的是，**當大腦反覆接收到糖分刺激，會出現「多巴胺受體鈍化」（Dopamine receptor downregulation），使我們對甜的快感變得「越來越麻木」，必須吃得更甜、更頻繁，才能感受到同樣的滿足，這正是所謂的「糖上癮」**。

糖上癮不僅影響身體，還會對心理健康產生不良影響。由於糖分會快速提升和降低血糖濃度，這種**血糖波動會引起情緒的起伏，使人容易出現易怒、焦慮或情緒低落的現象，讓人反過來更依賴甜食來「自我療癒」，形成惡性循環**。

這種情況類似於某些成癮行為，如吸菸或藥物濫用，都是因為重複的刺激讓大腦的愉悅閾值提高，導致需要更強烈的刺激來滿足需求。

更糟糕的是，**高糖飲食會顯著損害胰島素敏感性**。當你吃含糖量高的食物時，血糖會快速上升，這時胰臟必須努力工作來製造大量胰島素，幫助你的細胞吸收這些糖分。如果你經常這樣飲食，胰臟與胰島素會一直處於「超載運作」狀態，如前面章節的說明，久

糖上癮的惡性循環

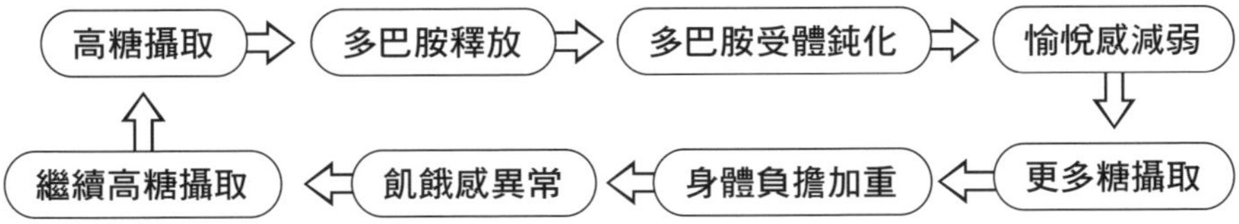

而久之，細胞開始對胰島素變得不敏感，也容易促進慢性發炎與代謝疾病的發生。

先前《美國醫學會雜誌》（*JAMA*）的研究指出，當每天攝取額外添加的糖量超過總熱量的二一%，**心臟疾病死亡風險幾乎是攝取量低於一〇%者的兩倍**。二〇二三年發表於《英國醫學期刊》（*BMJ*）的系統性綜合分析，研究團隊彙整了七十三篇統合分析，發現高糖攝取與超過四十項健康不良結果有關，像是與**體重增加、脂肪堆積、罹患冠心病與第二型糖尿病以及憂鬱症有明顯關聯性**。每天一杯含糖飲料，冠心病風險將增加一七%。許多大型流行病研究結果告訴我們，攝取額外添加的糖分與喝含糖飲料的習慣，是大眾健康問題的元凶。研究建議每日添加糖應控制在二十五克以下，含糖飲料應限於每週不超過一杯，以降低代謝與心血管疾病風險。

打破糖上癮惡性循環的4個策略

這些研究結果無疑替我們敲響了健康警鐘——高糖攝取已不只是「胖」的問題，而是與**慢性疾病、心理健康，甚至是早逝風險**密切相關的核心危機。但好消息是：這不代表我們必須完全與甜味告別，而是可以透過聰明的策略，打破糖上癮的惡性循環，找回身體真正的平衡與快樂感。

策略① **刻意減少糖的攝取：**設定明確目標，刻意減少含糖飲料和甜食，找到自己喜歡的替代方案，如天然水果、低糖選項，或是無糖但有宜人風味的花草茶。

策略② **蔬菜與蛋白質要足夠：**蛋白質跟纖維可以穩定血糖、增加飽足感，較不容易出現「急著想吃甜」的反應。

策略③ **用運動創造持久愉悅感：**規律的運動可以幫助穩定血糖，並改善胰島素敏感性。更神奇的是，運動還能自然刺激許多促進愉悅的神經傳導物質，包括多巴胺、血清素、腦內啡、正腎上腺素和γ-胺基丁酸（GABA），能夠共同作用，提升情緒、減輕壓力和增強幸福感。這些物質的釋放有助於緩解焦慮和抑鬱，使我們在運動後感受到一種愉悅和滿足，比單純依賴甜食來快速取樂，更能得到深層且持久的滿足感！

策略④ **懂得紓壓、好好睡覺：**壓力和睡眠不足容易提升壓力荷爾蒙「皮質醇」，誘發對高糖高脂食物的渴望。同時，睡眠不足也會影響瘦素（Leptin）與飢餓素（Ghrelin）的分泌，使人更容易感到飢餓與疲憊，進而依賴糖分來「補充能量」。因此管理壓力、保持充足的睡眠也很重要。

小心！你被「人工甜味劑」騙很久了

「那我選擇用『代糖』的零卡可樂、飲料可以嗎？」千萬別以為人工甜味劑沒熱量，就可以大口吃喝！人工甜味劑不會產生熱量，但甜味劑不像一般糖分，人喜歡甜食，吃糖會讓大腦產生滿足感，但甜味劑不會有這樣的滿足感，因此嗜甜慾望被激起但又無法滿足，大腦反而會不由自主想找更多的甜食來吃。

科學研究已不斷累積許多結果，因此世界衛生組織（WHO）整合了二百八十三項研究發現：長期食用人工代糖並無助於降低熱量攝取（你不會因此吃得比較少），而且與一般糖相比，第二型糖尿病、心臟病等風險也略微提高，代表長期吃代糖可能有潛在不良影響，因此還是不要長期依賴比較好。WHO更在二〇二三年五月發布指引：**代糖並無助於體重控制和減脂或帶來長期代謝上的益處，反而增加第二型糖尿病、心血管疾病與死亡率的風險**。這項發布引起全球熱議！

為什麼代糖會造成負擔呢？依目前的研究結果，我整理出幾項重要原因：

陷阱① 代糖無法促發大腦獎勵回饋系統，滿足不了大腦

想想當你飢腸轆轆時吃飯，或者吃第一口冰淇淋感覺有多好！當有滿足感出現，讓你降低食慾的瘦素隨之分泌，會降低多巴胺的釋放，因此第二、三口冰淇淋可能沒有第一口的滿足回報這麼好，到後來，你可能會覺得反而有點甜膩，不想再吃了。同時，一般的糖有熱量，會給予大腦與身體細胞能量，因此大腦除了愉悅開心，也同時能獲得實質上的能量。

如果是吃代糖呢？這個獎勵回饋系統並沒有完全被啟動，體內也沒有真正獲得糖的熱量，因此食慾不會隨之降低，並可能會讓我們更渴望吃到「真正的糖」。這就好像慾望被帶起來了，卻沒有滿足到大腦。

有研究證實，攝取相同熱量下，**吃代糖的老鼠比吃一般糖的老鼠還胖**！在動物實驗中發現，吃阿斯巴甜（代糖）優格與蔗糖（一般糖）優格的老鼠相比，吃阿斯巴甜優格的老鼠其體重是增加的

（儘管兩組老鼠攝取熱量相同），推測因為代糖欺騙了大腦與身體，一直沒有獲得應有的滿足感，因此身體一直要留住更多能量，體重就增加了。

陷阱② 長期吃代糖，可能損傷胰臟功能

代糖儘管不會提升血糖，但它的甜味訊號仍可能影響胰臟的反應。代糖會讓大腦和胰臟誤以為身體即將攝取糖分，導致胰島素分泌異常。一些研究顯示，長期食用代糖可能會使胰臟變得更加敏感，甚至過度反應，最終導致胰島素分泌的調控失調。

陷阱③ 長期吃代糖，會讓腸道益菌少、害菌多

還有一個非常重要的影響，就是腸道微生物！腸道微生物對於代糖其實非常敏感，過多的代糖會導致腸道微生物菌群發生變化——益菌減少和害菌增加，這種菌群失衡可能會引發低度的慢性發炎反應。慢性發炎會進一步影響胰臟的功能，使胰臟處於高壓狀態，進一步削弱胰島素分泌的效率，甚至引發糖尿病的風險增加。

因此，我也不建議大家為了減重或控制血糖，或為了尋求對糖的依賴感而長期習慣吃大量的代糖，偶爾適量即可。釜底抽薪，還是要減少對糖的過度依賴，懂得拿捏吃甜的分量，選擇天然糖分來源，才能長期兼顧好健康與身心療癒感！

那赤藻糖醇呢？它不是天然的嗎？赤藻糖醇（Erythritol）是目前廣泛使用的「天然代糖」，

常見於生酮產品、所謂的無糖甜點、代糖口香糖與許多「健康減糖食品」中。但赤藻糖醇真的絕對安全嗎？就在二〇二三年，醫學權威期刊《自然・醫學》（*Nature Medicine*）刊登一項重要研究，引發科學界與營養領域的警覺：研究發現，**血液中赤藻糖醇濃度較高的人，出現血栓、心肌梗塞與中風的風險顯著提高**，此影響與增加血小板活化與凝血傾向有關。

這也再次提醒我們，**無論是人工還是天然代糖，長期大量攝取都不是健康飲食的理想解法**。與其依賴這些看似無害的替代品，不如回到飲食原則的核心——**減少對甜味的依賴，重新調整味覺習慣，才是真正長遠穩定的方法**。

到底每天可以吃多少糖？

什麼是額外添加的糖？其實是有定義的。WHO在二〇一五年訂定的《成人與孩童糖攝取指引》中，將額外添加的糖稱為「游離糖」（Free Sugars），包含所有由食品加工生產業者、烹飪調理廚師，或是消費者自己添加到食物與飲料中的所有糖分（如蔗糖、果糖、黑糖等），就算是蜂蜜、黑糖、鮮榨果汁與濃縮果汁，只要經過加工，也算是額外添加的游離糖。若是存在於天然原型食物（如整顆水果的果糖、牛奶或優格的乳糖），則是相對健康的糖分，不算在額外添加的游離糖當中。

為了滿足消費者的口腹之慾，食品加工業者或外食業者可能會添加較多的糖，讓大家吃得療癒開心，也更容易「讓人上癮」，進一步引發血糖飆升以及代謝失衡，因此必須更有意識地避開這些隱藏地雷，才能減少罹患慢性疾病的風險。

難道我們連一丁點的糖都不能吃？其實只要控制在「攝取額度」範圍內，都算是符合健康的。

WHO明確提供了糖攝取的三個指引：

- 強烈建議一生都要降低游離糖的攝取量。
- 強烈建議不論成人與孩童，游離糖攝取量要低於總熱量的一〇%。
- 更符合健康的建議是攝取量少於每日總熱量的五%。

什麼是游離糖量低於總熱量的一〇%？若以每天攝取二千大卡熱量的成人為例，每天糖的攝取量應少於五十克（約十顆方糖），如果是更符合健康標準的五%，每天就應少於二十五克（約五顆方糖），如此更能維持健康代謝，預防疾病發生。

與其完全戒糖，不如**設定一個能長期維持的「甜蜜額度」**。我建議你**每天的糖量額度抓在二十五克（五顆方糖）**以內就好，就像是每天有固定的零用錢，花得有額度，沒有花掉的當作累積你的健康資本。跟你分享我在日常生活中的減糖方法，掌握以下四點，你也可以同時擁有健康以及飲食中的療癒感：

原則① **吃適量：**記住每天的糖額度是二十五克糖量（五顆方糖）。先把「喝甜」的習慣改掉，多喝白開水，飲料改選無糖豆漿、無糖咖啡、無糖氣泡水、無糖手搖飲。若真想喝含糖飲料，手搖飲偶爾就點微糖（微糖也有三～五顆的糖量）。另外要選小分量的包裝，譬如點最小杯的手搖飲、買小包裝的餅乾、冰品，不要因為比較划算而買大分量，這對健康而言反而最不划算。

原則② **選天然：**運用天然食物的甜分，也能創造飲食中的療癒感。譬如喝天然甜菊葉的花草茶，帶有微微的甜香；乾燥水果片加入大水瓶中，天然的香氣風味可以幫助你的飲水量更多。多用天然水果製作點心，譬如無糖優格上加不同顏色的水果丁與堅果，或加上一小匙的天然蜂蜜（指的是最小的咖啡匙，拉起來讓蜂蜜自然流下後剩餘在匙子中的量）提味，就是一道營養又療癒的點心。

原則③ **看標示：**在便利商店或超市買包裝食品（譬如餅乾、巧克力等），最好先看食品標示中的成分，是否有額外添加不同種類的糖，以及注意營養標示上的糖量，換算成每次食用分量的糖量是多少。留意家裡常用的調味料標示（譬如醬油膏、味醂、豆瓣醬、番茄醬）也藏有額外糖分，因此烹調用量就要注意。如果是購買牛奶或優格，由於當中含有天然的乳糖（每一百克牛奶中約有四．八克的乳糖），並不算是額外添加的糖，可以放心食用。

原則④ **多分享：**若家裡有一大包餅乾點心，請善用「分享原則」，與家人同事一起享用，不要默默獨享。跟朋友一起聚餐時，飯後甜點也可以一起分享，這樣就能減少攝取的糖量，身體負擔自然就能減少。

【避凶食物②】

不好的油脂：造成三高、癌症的隱形殺手

脂肪可以讓食物更美味，特別是那些油炸食物和高糖、高油的甜點。但你知道嗎？如果經常食用過多的飽和脂肪、高溫裂解的油脂。甚至是反式脂肪，容易促進體內發炎反應、損傷細胞膜結構、增加細胞對胰島素的阻抗、降低敏感性，長期下來也會加速動脈硬化與內皮功能受損，增加心血管與神經退化性疾病風險。

在我們日常的外食中，油炸食物真的很容易吃到啊，我還有個案每個週末都有陪小孩一起吃鹹酥雞的「放鬆儀式」，也因此這位爸爸後來變成我的個案。奉勸大家，無需將吃油炸食物與「開心」劃上等號，你還可以有其他開心的選擇。

避開劣質回鍋油、氫化油

如果真的想吃，建議你慎選餐廳或小吃店，確保廠商有定期換油的習慣，以及會標示用什麼油（或是直接問店家），因為有些攤販或餐廳為了節省成本，會使用較便宜的氫化植物油或混合油，更容易造成身體發炎、代謝受阻，對心血管造成不小的負擔。

那麼，可以吃泡麵嗎？如果針對油脂來看，其實泡麵的地雷不是只有麵體本身（可選擇沒有油炸過的蒸煮麵，或是煮麵時先過掉一次熱水），還有那包油包，通常會有高量的飽和脂肪（通常使

用精製棕櫚油為主），容易引發肥胖、動脈硬化、心肌梗塞、中風等心血管疾病。因此我若煮泡麵通常不會加油包，粉包也是加三分之一左右就好，同時會加入新鮮食材一起煮，這樣既能兼顧營養，風味也更豐富好吃！

許多糕點、蛋糕和餅乾使用大量的人工奶油、酥油或氫化植物油，這些成分含有高比例的飽和脂肪，大量攝取對健康非常不利。我建議可選擇使用天然植物油（如橄欖油、芥花油、適量冷壓椰子油）或適量天然奶油製作或現做點心的店家，並且選擇保存期限較短的產品比較安心。

NG香酥地雷要減少食用頻率

盤點一下，以下這些「香、酥、脆」的美食，是不是你經常「習慣」食用的食物？如果是，設法**減少食用頻率**（譬如每週三次變成每週一次）**與食用分量**，譬如減半分量，原本買大分變成小分，或是人多時再**分享食用**，盡可能不要獨享。

又油又香的危險食物類型

油炸物	薯條、雞排、鹽酥雞、炸臭豆腐、甜甜圈、洋芋片
糕點麵包類	蛋糕、餅乾、中式含餡麵包
酥皮餅皮類	蛋塔、派類、酥皮麵包、奶油酥餅、蛋餅皮
奶油或奶油風味	奶精、人造奶油、焗烤奶油、奶油濃湯
其他	爆米花（含額外油調味）、加工肉品（如香腸、熱狗）、美乃滋、千島醬、凱薩醬、泡麵油包

【趨吉食物①】

膳食纖維：綠葉帶梗、水溶性膠質蔬菜都要吃，讓血糖波動「慢慢來」

> F：富含膳食纖維，有助延緩葡萄糖吸收，穩定血糖
> I：提供益菌生長所需養分，減少腸道發炎
> T：富含植化素，提供抗氧化營養，保護胰臟細胞功能

那麼，餐盤裡要放哪些食物，可以改善胰島素阻抗，提升代謝力？

還記得剛剛提到的211餐盤嗎？其中2的比例是「蔬菜類」，就是最重要的穩糖舵手！想像高纖維的蔬菜就像「血糖減速帶」，在血糖急速上升的路上放慢腳步，讓血糖穩定，胰島素不用手忙腳亂地處理突如其來的糖分衝擊。

一項發表在權威期刊《刺胳針糖尿病與內分泌學》（*The Lancet Diabetes & Endocrinology*）的大型系統性回顧指出，每天至少攝取二十五到二十九克的膳食纖維，相較於攝取量較低者，可以顯著降低第二型糖尿病、心血管疾病、中風以及結直腸癌的風險。

你可能想說，多吃膳食纖維，就是多吃蔬菜這麼簡單，在這裡我想跟你說，其實蔬菜種類還有區分喔！簡單來說，有分**非水溶性纖維蔬菜**（Insoluble Fiber，也就是綠葉有梗的蔬菜）以及**水溶性纖維蔬菜**（Soluble Fiber，有膠質、滑滑黏黏的蔬菜），這兩種對於血糖穩定都有效果。如果想要積極調整血糖，我會建議你**每餐最好兩種膳食纖維都吃到**，效果更好！

什麼是膳食纖維？

膳食纖維是植物性食物中無法被人體消化吸收的部分，主要分為兩類：

種類① 非水溶性膳食纖維：

如纖維素和木質素，主要存在於蔬菜葉子與帶梗部分，以及全穀雜糧和堅果中。綠葉帶梗的蔬菜中，非水溶性纖維很豐富，這些非水溶性纖維可作為物理屏障，減慢碳水化合物的消化與吸收，並且增加糞便體積、刺激腸道蠕動（記得水分要飲用足夠）。當排便正常，就能有助於穩定代謝，相反地，經常便祕的人血糖就容易不穩定。

種類② 水溶性膳食纖維：

如果膠、黏液質和β-葡聚糖，主要存在於黑木耳、白木耳、秋葵、海帶、燕麥、蘋果、山藥與豆類中。這些有膠質、黏黏滑滑的食物擁有豐富的水溶性纖維。由於這些水溶性纖維具有黏稠的凝膠狀物質，可以增加食物在胃中的滯留時間，避免食物「快速」進入小腸，就能讓該餐的糖分

「慢慢」消化吸收，來幫助血糖穩定。因此在炒菜時，我建議你除了準備綠葉蔬菜，也可以加入黑木耳一起炒來當配菜，或是來個涼拌秋葵，都是很好的搭配！

山苦瓜真的有助於降血糖嗎？

山苦瓜是亞洲飲食中常見的蔬菜，同時也是一種具有降血糖潛力的天然良方。從纖維特性來看，山苦瓜含有少量的水溶性纖維，以非水溶性纖維為主。科學研究發現，山苦瓜中含有類胰島素化合物（Polypeptide-p）和苦瓜皂苷（Momordicosides），能模仿胰島素的作用，促進細胞吸收葡萄糖，並抑制肝臟過度釋放葡萄糖。此外，其多酚和黃酮類物質還具有抗氧化和抗炎特性，能減少胰島阻抗和慢性發炎。

日常飲食中，可以試試每日攝取八十～一百克的新鮮山苦瓜，但我不建議因此就攝取非常多，以為吃越多，效果一定越好。畢竟苦瓜偏涼性，過量吃很可能導致腹瀉或腸胃不適的狀況，應該是適量、經常食用的方式比較妥當。

山苦瓜的外型不同於常見的苦瓜，它的身型較小、顏色較綠、尾部較尖。烹調山苦瓜時，正確的處理方式能保留有效成分並改善口感。切片後撒少量鹽揉搓，靜置片刻，或快速汆燙可減少苦味。清炒、燉煮（飲用湯汁）和涼拌方式，都可不同程度地保存山苦瓜中的營養成分。

膳食纖維，就是吃的「瘦瘦針」！

別懷疑，科學研究不斷證實，膳食纖維這種看似平凡的營養素，卻可能是有效的瘦瘦針！坊間俗稱的瘦瘦針，其實就是現今醫界經常使用的減重針劑藥物（如Tirzepatide、Semaglutide）。瘦瘦針的成分為GLP-1（或是GIP），是一種腸道本身就會分泌的荷爾蒙，也叫做「腸泌素」。研究發現，當身體具有足夠的GLP-1，不僅有助於控制體重，還能改善血糖濃度與胰島素阻抗，也能改善腸道健康，並降低心血管疾病風險。

既然身體會自行製造GLP-1，就沒有一定要靠外來施打。那麼，如何可以促進腸道自身合成很多GLP-1？有效方式就是要吃足夠的蔬菜水果（蔬菜為主），來攝取到足夠的膳食纖維！

這些膳食纖維之所以能啟動「幫助減重」這麼美妙的機制，關鍵在於：膳食纖維屬於人體無法分解的物質，當纖維通過消化道時，能夠抵達「小腸最尾端的迴腸和大腸結腸部位」，刺激腸道L細胞分泌與釋放GLP-1。荷爾蒙GLP-1不僅能刺激胰島素分泌、改善血糖穩定，還能減少胃的排空速度，讓你覺得有更持久的飽足感，因此不容易感到飢餓。

除了吃足夠的膳食纖維，進食速度的快慢也是關鍵！研究指出，**若用「二十到三十分鐘慢慢吃」而非五分鐘快速吞食，食物在消化道中停留時間較長，能更有效地刺激腸道L細胞分泌與釋放更多GLP-1，增強飽足效果**。相反地，**「快速進食」可能導致食物未充分與腸道接觸，會減少GLP-1的釋放**，影響飽足感的產生，進而增加過量進食的風險。

我個人比較不建議單純施打瘦瘦針，卻完全沒有調整飲食內容。因為你總不會一直施打下去，當你停打後，如果飲食跟生活習慣不變，其實一樣會復胖，如果內心長期有不滿足感，甚至有可能來個大反撲，復胖的數字，甚至會比減下來的數字來得多（減了肌肉，多了脂肪），因此有打瘦瘦針的朋友一定要留意。

我碰到少數年長的個案，因為血糖問題施打瘦瘦針GLP-1來控制血糖，結果個案打完第一週因為食慾不振，突然瘦很多，造成營養不良，來到營養門診後，我花了一段時間才幫他的體重調整回來。

幫助AKK菌生長，控糖減重好幫手！

近年新興的次世代益生菌AKK（*Akkermansia muciniphila*，簡稱AKK菌），也是血糖穩定與減重的好幫手。其實我們腸道中原本就有AKK菌，不僅能促進腸道屏障功能，還能刺激腸道分泌更多GLP-1，對於血糖穩定、改善代謝以及體重管理具有重要助益！因此腸道AKK菌豐富者，通常具有較低的BMI、較好的血糖與脂肪代謝。

如何提升體內AKK菌含量？可透過以下方式來調整：

方法① **攝取膳食纖維與益生質**：如菊苣纖維（常見食物如青蔥、大蒜、韭菜、洋蔥、蘆筍）和抗性澱粉（如青香蕉、冷卻後的雜糧米飯、冰過的連皮地瓜），是AKK菌理想的養分來源。

方法② **增加多酚類攝取**：動物試驗中發現，食用富含多酚類的食物如綠茶中的兒茶素、莓果中的花青素與原花青素，可增加腸道中AKK菌的豐富度，進而有助改善肥胖與血糖代謝。多酚類對於改善腸道黏膜、抑制發炎、增進代謝健康上，具有高度的相關性。

方法③ **選擇含AKK菌的益生菌補充品**：目前國外臨床研究發現，直接補充非活性形式的AKK菌，可在三個月內顯著提升胰島素敏感性、降低血中總膽固醇與胰島素濃度。不過，在台灣，次世代益生菌目前仍屬研究階段，截至目前（二〇二五年八月）為止，衛福部尚未通過核可作為食品成分，因此無法正式在台使用AKK菌商品。

【趨吉食物②】

抗炎好油：Omega-3、Omega-9就像細胞的「潤滑劑」

F：降低餐點GI值，延緩餐後血糖波動

I：減緩腸道發炎，維持腸道菌相平衡

T：改善細胞膜流動性，強化胰島素與其受體結合效率，提升胰島素敏感性

油脂不是越少越好，而是要吃夠好油！身體最基本的單位「細胞」需要好油，來幫助結構健康以及訊息傳導功能順暢。什麼是好油呢？含有豐富Omega-3與Omega-9脂肪酸，就是保護細胞的抗炎好油！

Omega-3中小型高脂魚類油脂

魚油Omega-3脂肪酸就是非常重要的好油，Omega-3多元不飽和脂肪酸（DHA和EPA）就像機器的「潤滑油」一樣，能讓胰島素在細胞膜上與接收器結合的過程變得更加順暢，讓細胞（如肌

肉細胞）接收血糖的效率更高，這樣就能有效穩定血糖，並且減少胰臟的負擔。

Omega-3脂肪酸也具有很好的抗炎作用，因為當你身體長期一直發炎，就像是細胞家裡門口著火一樣，細胞分泌出來的發炎因子（如TNF-α和IL-6），會讓細胞認不出胰島素已經抵達門口，阻抗更加嚴重，同時也會干擾全身的訊息傳導，就像是無線電受到干擾一樣，很多神經、內分泌傳導都跟著受到影響（訊號不良）。Omega-3脂肪酸也能改善脂肪組織功能，減少脂肪堆積，從而減少胰島素抗性和非酒精性脂肪肝的風險。因此，平時最好有吃中小型魚類的習慣，鯖魚、秋刀魚、鮭魚、香魚都是不錯的選擇。

Omega-9橄欖油或苦茶油

還有一種你很熟悉的油脂，就是地中海飲食中的關鍵要角「橄欖油」，其油脂中重要的組成是Omega-9單元不飽和脂肪酸，具有很好的抗炎效用。

地中海型飲食（Mediterranean Diet）被公認是長壽飲食的代表之一。地中海一帶的居民是怎麼生活的呢？平常他們吃很多在地蔬果、用橄欖油料理（吃很多Omega-9油脂）、喜愛各類堅果，沿海當然少不了新鮮的漁獲海產（Omega-3油脂也吃到了），每天與家人朋友在自家餐桌上享受健康美食，彼此分享著美好的生活經驗。這種身心調和的飲食文化，很值得大家共同學習。

從一九五〇年代開始，就有許多學者研究地中海型飲食的奧妙。在二〇一三年發表於《新英格蘭醫學期刊》（*The New England Journal of Medicine*）的西班牙PREDIMED（PREvención con DIeta MEDiterránea）著名大型人體臨床研究中發現，兩種地中海型飲食組別（地中海型飲食＋每天五十毫升初榨橄欖油與地中海型飲食＋每天三十克綜合堅果）與低脂飲食組相比，皆顯著降低急性心肌梗塞、中風以及心血管疾病引發的死亡率。二〇一六年的《營養學期刊》（*Journal of Nutrition*）也以PREDIMED研究結果做後續分析，發現上述兩組地中海型飲食受測者，皆顯著降低了發炎因子指標，因此，推論這樣的飲食可幫助降低粥狀動脈硬化的風險。

橄欖油中含有三十餘種豐富的橄欖多酚，具有優異的抗氧化與抗發炎特性，當中的橄欖多酚如刺激醛（Oleocanthal）與羥基酪醇（Hydroxytyrosol），更是橄欖多酚家族中的佼佼者，能抑制造成身體發炎的Cox酵素，緩解身體的發炎反應。

Omega-9脂肪酸除了存在於橄欖油，苦茶油、酪梨油、酪梨、堅果（尤其是杏仁、榛果）中也很豐富，是廚房中值得常備的好油。平時也可以吃適量酪梨，將酪梨切片加入生菜沙拉，簡單切、免加工立刻吃，再搭配無調味堅果和橄欖油，就能吃到最新鮮的抗炎油脂！

【趨吉食物③】

黃豆與黑豆：優質蛋白質重要來源

F：富含植物蛋白與膳食纖維，降低餐後升糖速度
I：有益腸道菌相，增加短鏈脂肪酸，降低腸道發炎
T：富含多種微量元素與植化素，有助改善細胞對胰島素的敏感性

平常我們吃的黃豆和黑豆，除了幫你增加優質蛋白質，同時也是改善血糖問題的得力助手！除了蛋白質本身可以幫助同時間攝取的澱粉緩慢吸收，當中的多種植化素（如大豆異黃酮、多酚類和花青素）還能修復細胞，改善胰島素的敏感性。

黃豆是植物界的「肉」

黃豆蛋白含有完整的胺基酸組成、生物活性肽（如大豆胜肽）以及大豆異黃酮，這些蛋白質與餐點中的碳水澱粉一起攝取，除了可以降低該餐的升糖指數GI值，其成分也具有改善胰島素作用的潛力，對於血脂、血壓的改善也有所助益。同時，它們還能調節腸道菌群，增加對代謝有益的短鏈

脂肪酸的產生。

黑豆外皮花青素高，要一起吃掉

除了黃豆，黑豆也要常吃！研究顯示，食用煮熟的黑豆可以顯著降低胰島素阻抗。餵食高脂飲食的實驗小鼠在攝取黑豆後，其胰島素阻抗指數（HOMA-IR）顯著降低了，原來除了黑豆胜肽具有這樣的效應外，黑豆皮中的花青素（Cy-3-G）能透過提升葡萄糖轉運蛋白（GLUT4）基因表現，來改善胰島素敏感性。這些花青素也能改變你的腸道菌群結構，增加細菌代謝產物短鏈脂肪酸（後生元）的豐富性，進一步支持血糖穩定的效果，因此可知，黑豆的外皮具有很珍貴的養分，就像是細胞的「修復工」，讓血糖控制更順暢！

【趨吉食物④】
全穀雜糧：像是「高續航力電池」，幫你緩慢釋放能量

F：富含膳食纖維、維生素B群與礦物質，提供緩慢釋放的能量
I：促進短鏈脂肪酸（SCFAs）生成，有助調控腸道免疫與菌相平衡
T：富含維生素B群參與細胞能量代謝，維持胰島素訊息傳導功能

「什麼？雜糧也是碳水啊！如果我再吃，會不會血糖又再飆上來？」這是許多諮詢者共同的疑問。

如果血糖偏高或已經罹患糖尿病，你是否認為只要完全不吃碳水化合物，血糖就不會升高，就能一勞永逸？這其實是一個非常錯誤的觀念！

我們的身體是一個複雜的生物系統，單純透過極端手段來解決健康問題，可能一開始會效果快速，但如果拉長時間，你可能需要承受更多健康的「代價」。如此一來，不僅無法達到真正的健康目標，還可能造成其他負面影響。

「完全不吃碳水化合物」就會瘦嗎？

缺點① 能量來源不足，營養不良還虛胖

先前我們提到，碳水化合物是人體的主要能量來源，當我們進食後，碳水化合物被分解為葡萄糖，供應全身細胞使用，特別是大腦、紅血球和肌肉。若長期完全不吃碳水化合物，身體會因能量不足而轉向分解脂肪和蛋白質，產生酮體以替代葡萄糖作為能量來源。短期內可能有助於減重，但長期下來會導致營養不良、肌肉流失及其他代謝問題。

缺點② 血糖波動會更劇烈，啟動惡性循環

如果完全不攝取碳水化合物，身體需要設法幫你生出能量！此時肝臟會分解肝醣，並啟動糖質新生（Gluconeogenesis）幫你製造身體需要的葡萄糖，如果經常如此，反而使血糖波動變得更加不穩定。

缺點③ 暴飲暴食，心理層面的負面作用

我有一些個案試過「完全不吃碳水化合物」來調節血糖與減重，一開始挺順利的，不過一到週末（放鬆日）就會暴飲暴食，體重反而降不下來。這樣因為不吃碳水帶來情緒上的壓力，例如焦慮、暴躁或「飲食疲勞」，就是在嚴格限制碳水後（或是某一種極端飲食）容易產生強烈的飲食渴望，最終更可能導致飲食失控，造成內心罪惡感後，又再度逼迫自己節食，陷入惡性循環，這樣的身心狀況反而更不健康！

我經常跟大家打個比喻，吃碳水，就是要吃全穀雜糧，因為它們可以在腸道緩慢消化、緩慢吸收，就像是「燒木柴」一樣，徐徐慢火可以燃燒持久，也像是「高續航力電池」。如果是精緻加工過的澱粉，消化吸收太快，就像是「燒紙錢」一下子就燒完了，或像是「老化電池」的續航力很差。平時選擇的碳水，要以全穀雜糧為主（如果是需要比賽訓練的運動員，由於能量需求量很高，要攝取更多的碳水，這部分需加入運動營養的觀念額外討論）。

每個人的血糖管理策略應該是個人化的，建議與營養師或醫師合作，量身訂製適合自己的方案。讓我們拋開「不吃碳水就能一勞永逸」的迷思，用科學的方法照顧自己的健康！

許多研究已證實，**用全穀雜糧替代精製碳水**，有助於降低第二型糖尿病的風險。全穀雜糧中的膳食纖維和營養素，能減少胰島素分泌的需求，幫助穩定血糖。因此，碳水化合物，不應一味減少「量」，而是要吃對「質」！

重要技巧：聰明吃碳水，讓血糖更穩定

技巧① 飯以糙米與十穀米為主，替代白米

正餐當中，如果能替換米的種類，就勝出一半了！糙米與十穀米的膳食纖維非常豐富（同樣一碗飯的膳食纖維量，白飯為〇．五六克，糙米為三．二克，十穀米高達五～六克，最多相差十一．四倍），並且富含膳食纖維和礦物質，有助延緩碳水化合物的吸收。

技巧② 可再加上燕麥粒，增加水溶性纖維

我很喜歡吃燕麥粒（或叫燕麥仁），它是還沒加工過的燕麥本人（非加工過的燕麥），長得很像黃色的長米，可以在雜貨店或是乾糧店購買。燕麥粒的水溶性纖維非常豐富（一碗燕麥飯的膳食纖維量高達八克，與上述比較是最高的），對於緩解血糖的效果非常好！我自己煮飯會用一半十穀米、一半燕麥粒，這樣的燕麥雜穀飯一碗就有至少七．四克的膳食纖維！如果一開始不習慣吃糙米雜糧，也可以先用白米混糙米的方式，慢慢增加雜糧分量來適應口感。

蒸好、分裝好的熟燕麥粒非常好用，我會當作早餐的碳水來源之一，與毛豆、海苔絲、橄欖油一起搭配，也是一道美味又健康的料理。

技巧③ 加上紅薏仁，有助降血糖血脂，改善脂肪肝

你一定有吃過薏仁，不過你有吃過「紅薏仁」嗎？其實也可以將紅薏仁一起跟糙米、十穀米搭配，對於改善代謝具有很好的效果！

紅薏仁與市面看到的白薏仁雖同為薏苡仁家族，但兩者的營養成分是不一樣的。紅薏仁的外殼呈紅褐色，富含花青素與多酚類抗氧化物質，抗氧化能力比一般白薏仁更強，有助於抗發炎、抗老化，是非常值得納入日常的健康穀物。

近年動物實驗研究發現，國產紅薏仁展現出多重的代謝改善作用，尤其在改善代謝症候群、高脂飲食所導致的代謝失調，以及非酒精性脂肪肝疾病方面具有很好的保護潛力。根據台中區農業改良場與相關研究團隊進行的一項為期兩個月的試驗，提供高血脂個案每週五天、持續八週「紅薏仁糙米飯（紅薏仁與糙米比例為3：7）」作為午晚餐主食，其他飲食內容並無改變。結果發現食用紅薏仁糙米飯能顯著降低三酸甘油酯與肝發炎指數，改善脂肪肝，對於體重下降也具有顯著效果，是守護代謝健康的天然良方！

技巧④ 紅藜／藜麥也是營養好碳水

相信你一定有聽過藜麥，聽說台灣好像也有種植？沒錯，台灣也有喔！叫做「藜麥」的品種，有分白藜、紅藜、黑藜，是源自於南美洲，又稱為印第安麥。在台灣的原生品種稱為「台灣藜」，也稱為「紅藜」（但外觀跟南美洲的紅藜不盡相同，比較小顆），是台灣原生種的傳統作物。因此，藜麥跟紅藜算是遠方親戚！

不管是藜麥或台灣的紅藜，營養素及機能性成分都相當豐富，尤其蛋白質部分比其他穀類來得優異，皆具有人體必需的完整胺基酸，蛋白質含量大約是稻米的兩倍（每一百克的乾重藜麥約有十四克蛋白質）；並且具有豐富的多元不飽和脂肪酸，脂肪含量大約是稻米的三倍（每一百克的乾重藜麥約有六克的脂肪）。美國太空總署（NASA）的科學家也曾指出，藜麥是適合給太空人食用營養均衡的糧食之一。

藜麥的膳食纖維含量大約跟十穀米差不多（每一百克乾重藜麥約有七克膳食纖維），比糙米來得高。也含有維生素B群、天然少量的礦物質鈣、鐵、鉀、鎂與鋅，以及抗氧化類黃酮槲皮素和山奈酚。

台灣紅藜與南美藜麥都是優質的低升糖碳水來源！臨床研究指出，藜麥能改善餐後血糖波動、降低體脂，長期食用有助穩定血糖與體重。

藜麥雖然有「麥」這個字，實際上是不含麩質的（除非生產工廠器具有混到其他麥類穀物，需參考食品標示比較準確），因此對於麩質敏感，或是腸道通透性高（腸漏症）的人是可以食用的。

藜麥或台灣紅藜最簡單的用法，就是用來取代部分白米飯，成為一種更健康的主食。例如，可以按照**藜麥：毛豆仁：糙米飯為2：1：2的比例**，將這些食材一起放入電鍋蒸煮，即可輕鬆完成一碗營養均衡的藜麥飯。這樣的搭配不僅增加了膳食纖維與植物蛋白的攝取，還能降低整體餐點的升糖指數！

將煮熟的藜麥直接加到早餐的無糖豆漿裡、灑在生菜沙拉上，或是搭配優格，也是便捷又美味的選擇，為日常餐點增添更多營養與口感！

技巧⑤ 試試蒟蒻米，高纖低熱量的健康選擇

除了穩定血糖控制外，若你想進一步減少每日的熱量攝取，蒟蒻米是取代部分米飯澱粉的友善選擇。蒟蒻米是以蒟蒻植物（Amorphophallus Konjac）中的水溶性膳食纖維——葡甘露聚醣（Glucomannan）為主要成分，經特殊製程後製成與白米形狀相似的米粒。**熱量極低、卻富含膳食纖維**，很適合想減醣、控制熱量又注重飽足感的人。

近期動物研究發現，將澱粉與葡甘露聚醣結合的複合物，有助於降低食量與體重，並改善血糖與血脂指標。

此外，葡甘露聚醣本身也具有益生質作用，可促進腸道益菌（如雙歧桿菌）的生長，並提升短鏈脂肪酸（特別是丁酸）的合成，有助維持腸道菌相平衡，促進腸道健康。

技巧⑥ 雜糧饅頭比麵包更加健康

如果血糖已經不穩定，麵包真的不建議多吃，畢竟市面上的麵包多是用精製麵粉、糖、油混合後，再高溫烘焙而成，就算你吃起來麵包的感覺「不甜啊」，但其實已經有許多糖分，容易造成血糖升高（升糖指數GI值偏高），尤其是精製白麵粉經過加工，去除了麥皮和麥胚，留下的主要是澱粉，幾乎已不含纖維和營養素，單純是熱量與美味而已。為了增加口感，麵包中通常會添加比較多的油脂和糖，這些成分會加重胰臟負擔，並可能引發長期的胰島素阻抗問題。

如果是很喜歡吃麵包的朋友，我建議可以將麵包換成「全麥雜糧饅頭」，全麥麵粉在製作過程中保留了麥皮和麥胚，含有膳食纖維、維生素B群，比空熱量的白饅頭來得更好。甚至可以選擇「無糖」雜糧饅頭，再龜毛一點，我還會選擇含有「豆渣」的無糖雜糧饅頭，可增加豆類的膳食纖維，設法讓饅頭營養加分，有助延緩血糖上升。我會輪流搭配橄欖油、無糖芝麻醬或自製無糖堅果醬，配上這些好油，除了營養加分，更有不同風味搭配的飲食樂趣！

技巧⑦ 別將食物煮太久、煮太爛，盡量保持原型

烹調方式也會直接影響到食物在體內的升糖速度。保持原型、加工較少、沒有過度烹煮的食物，吸收越慢，血糖就越穩定；反之，煮得太軟爛，吸收越快，血糖波動越大。

在吃碳水食物時，請記得以下五個重點：

- **吃乾飯：**乾飯優於稀飯，避免過度烹煮，稀飯吸收太快。

• **選原型**：糙米優於糙米粉，糙米粉雖然方便，但一樣吸收太快。
• **啃水果**：水果塊優於果汁，因為果汁容易一下子喝完，若果汁已過濾，更沒有膳食纖維加持了。
• **切大塊**：地瓜塊優於地瓜泥，因為塊狀的消化時間較長。
• **烹調快**：快炒義大利麵優於煮湯麵，除了義大利麵的升糖指數比白麵條低，快速烹調方式可保留麵條的Q彈口感，比煮軟的麵條更有助於血糖穩定。

技巧⑧ 每天吃二十五～三十五克膳食纖維，一點都不難

根據台灣衛福部的建議，每日應攝取二十五～三十五克膳食纖維，以促進腸道健康並降低慢性疾病風險。達到這個標準其實並不困難，只需要簡單調整日常飲食即可。以下為一個簡單的參考表，幫助你快速掌握分量概念：

每日膳食纖維建議攝取量

	膳食纖維量	每天食用分量	每天攝取膳食纖維量共計
燕麥雜糧飯／藜麥毛豆糙米飯（代替白米飯、白麵條、白麵包）	約7.5克／一個飯碗	1.5～2個飯碗	11～15克
綠葉蔬菜＋水溶性膠質蔬菜	約4克／一個飯碗	3個飯碗（午餐與晚餐各1.5碗蔬菜）	12克
低甜度水果	約2克／一個拳頭	2個拳頭	4克
合計	27～31克（輕鬆達標！）		

按照這個飲食比例，膳食纖維的攝取量即可達到二十七至三十一克，輕鬆符合建議值。同時還能提供豐富的維生素、礦物質及抗氧化物質，不論是穩定血糖、改善腸道功能，對整體健康都非常有益。

【趨吉食物⑤】
漿果類低甜度水果：花青素和多酚是抗氧化利器

F：富含膳食纖維，天然低甜度，緩和血糖上升速度
I：多酚類能調節腸道菌相，促進益菌生長，減少腸道發炎反應
T：高抗氧化力能保護胰臟細胞免於氧化損傷，提升細胞修復與胰島素敏感性

別為了怕糖，就完全不吃水果，選對水果能讓健康更穩健！選擇營養價值高、糖分負擔少的水果，吃了不會有腸胃敏感或過敏的情形，並且掌握先前提到的分量概念，每次吃水果不要超過一個拳頭大小的分量。

漿果類水果是最佳首選

藍莓、**桑葚**、**草莓**、**蔓越莓**等都屬漿果類，因為當中具有豐富的花青素，其抗氧化力可以協助修復胰島素敏感性，幫助細胞更加健康，也能優化腸道菌相的生長，而且**漿果類水果比較不甜**，不會因此增加過多糖分的負擔。

這些漿果類水果具有豐富的花青素和多酚類化合物，具有改善胰島素敏感性的潛力。花青素可透過活化AMPK蛋白激酶，幫助調節葡萄糖攝取和脂肪代謝，從而有效降低胰島素阻抗。此外，這些水果的高抗氧化特性可以中和自由基，減少細胞損傷，並緩解發炎反應。

我建議可以將漿果類水果當作常備水果，每日攝取五十～一百克左右新鮮或冷凍漿果。食用上很方便，清洗後可輕鬆加入沙拉或優格中，作為日常健康小點心，當作蛋白果昔（Smoothie）的材料也是很棒的選擇。

中藥天王枸杞護肝、亮眼、抗氧化

別懷疑，枸杞也是漿果類食物！枸杞含有類胡蘿蔔素、多酚類與枸杞多醣，能降低發炎和氧化壓力，也能緩解高脂飲食引起的胰島素阻抗。我會選擇**有機枸杞**，每日建議攝取十～十五克乾燥枸杞（十克大約有三十五顆枸杞果乾），先用熱水沖洗過，跟日常菜餚一起搭配食用，或沖泡成枸杞茶、加入湯品中（煮完後千萬**記得把枸杞果實吃掉**，別輕易倒掉啊！）

枸杞不只能調整代謝，還是護眼法寶。以中醫的角度來看，枸杞能「養肝明目」，若串連到營養研究，主要是富含玉米黃素（Zeaxanthin），能幫助抵擋視網膜黃斑部的光線氧化傷害（如藍光），因此能預防眼部相關老化疾病。如果每天攝取十克的乾燥枸杞，換算後至少含有三～十毫克不等的玉米黃素（玉米黃素雙棕櫚酸酯，Zeaxanthin Dipalmitate）。

除了以上水果，當然還有許多水果也都含有抗氧化營養和膳食纖維，不同顏色的低甜度水果也可以跟漿果類一起搭配，譬如番石榴、火龍果、奇異果、蘋果、柑橘類、木瓜、小番茄、石榴、檸檬等適量食用。部分水果（如芒果、荔枝、龍眼、釋迦等）含糖量較高，一定要控制食用量，如果本身血糖較高，吃二～三口滿足到就好。

【趨吉食物⑥】

發酵食物：運用腸道好菌，修復全身性發炎

F：富含益菌與發酵代謝產物，有助於提升營養素吸收與生物利用率

I：調節腸道菌相，強化腸道屏障、降低通透性，緩解慢性發炎

T：益菌代謝產物（SCFAs）可促進胰島素傳導與細胞代謝，提升胰島素敏感性

攝取發酵食物，可建立更健康的腸道微生物生態！透過攝取更多好菌，可以優化腸道菌群，進而幫助調整代謝，提升胰島素的敏感性，也具有穩定血糖的效果。

二〇二三年發表於重量級權威期刊《自然》（*Nature*）的文獻中，說明了腸道微生物的代謝如何影響胰島素阻抗。

這些腸道菌群能分解宿主（身體）無法消化的膳食纖維和其他複合性的碳水化合物，產生重要的代謝產物：短鏈脂肪酸，如乙酸、丙酸和丁酸。這些珍貴的代謝產物不僅提供能量，還能改善胰島素敏感性、調節脂肪代謝和食慾，有助維持身體的能量平衡。

其中探討最多的一種短鏈脂肪酸「丁酸」，特別能維護腸道屏障完整性，減少腸道通透性，從而避免腸道中的毒素（稱之為「內毒素」）滲漏進入血液，引發全身性的發炎反應。如果這樣的發炎反應持續進行，細胞產生胰島素阻抗的情形將更加嚴重。這些都與代謝性疾病（如第二型糖尿病和非酒精性脂肪肝）的進程有密切的相關性。

另外，你腸道裡的微生物菌群，還能影響腸道內分泌的調節。譬如之前討論過的腸泌素GLP-1（瘦瘦針的主要成分）和PYY，都是掌管胰島素分泌、血糖調控和食慾的重要激素，而腸道微生物菌群們也能參與調節，幫助你血糖穩定、代謝順暢，同時能減少食慾，避免有不自覺暴飲暴食的狀況。

你看，腸道微生物菌群多麼重要，而**攝取好菌最天然的方式，就是吃發酵食物**。

不過，問題比較大的是，我們在市面上看到的發酵食物，通常都已經加了許多調味，尤其對於血糖不穩的朋友來說，這些額外的調味，很可能變成血糖升高的地雷，真的很為難啊！因此在發酵食物中，我總是很謹慎在建議我的個案，以下是大家可以參考選擇的發酵食物。

無糖優格

優格是將牛乳接種特定的乳酸菌，如保加利亞乳桿菌（*Lactobacillus delbrueckii subsp. bulgaricus*）與嗜熱鏈球菌（*Streptococcus thermophilus*）進行發酵而成的發酵乳製品，部分優格會額外添加其他益生菌以強化保健效果。這些益生菌會將牛奶中的乳糖（乳製品中的天然糖分）分解成半乳糖與葡萄糖，再進一步產生乳酸，這就是優格帶有豐富酸度口感的原因。換句話說，乳酸正是乳糖經由微生物發酵的產物，也因此讓優格變得更容易被乳糖不耐的人所接受。

這些益生菌跟乳酸正是幫你改善腸道環境與代謝健康的珍貴元素！**千萬不要因為吃起來很酸，就購買額外添加糖分的優格產品**，因為攝取過多精製糖反而會導致壞菌增生，霸凌好菌。建議可以準備一些天然水果（如前面提到的藍莓、奇異果），再加少許無調味堅果，就是一種簡單又美味的吃法。

單純配方的德國酸菜或酸白菜

德國酸菜（德文：Sauerkraut，英文：Sour Cabbage），其實就是我們熟悉的「酸白菜」或俗稱「泡菜」，是一種經由天然發酵製成的乳酸發酵蔬菜。它的製作過程很簡單，只要用新鮮的白菜或高麗菜、鹽，並置於密封厭氧環境中讓蔬菜表面自然存在的乳酸菌進行發酵，不需添加糖、醋或其他調味品，即能製成一款純粹又天然的益菌食品。

這類「單純配方」德國酸菜具有多重的營養與健康價值，包含豐富的活性乳酸菌（如 *Lactobacillus plantarum*）、發酵過程產生的短鏈脂肪酸、抗氧化物質（如酚類與維生素C）、維生素K以及膳食纖維。這些成分不僅有助於腸道健康與菌相平衡，也可能間接幫助血糖穩定與免疫功能。

德國酸菜中的維生素K主要以K_1（Phylloquinone）為主，白菜或高麗菜本身即含有豐富的K_1，在人體中參與重要的凝血機制作用。然而在發酵過程中，當特定乳酸菌株存在時，才有機會產生少量維生素K_2（Menaquinones）。維生素K_2已被證實與心血管與骨骼健康有高度相關。不過，目前市售德國酸菜的K_2含量仍偏低，在納豆等發酵豆類中才會有比較高量的K_2。

那麼市售的德國酸菜（或是酸白菜）是否都保有這些好處？如果是常溫保存的罐裝或瓶裝酸菜，多半經過高溫巴氏殺菌處理，雖可幫助延長保存期限、抑制腐敗菌生長，不過也會殺死大部分的活性益菌。雖然這類產品仍保留部分發酵產物與酸味風味，但益菌補充的效果就相對有限。反之，需冷藏保存的「新鮮酸菜」通常未經高溫殺菌，更有可能保有活菌活性與完整發酵代謝物。

如果益菌都殺死了，那麼這些德國酸菜還有健康價值嗎？其實殺菌後的酸菜還是具有健康效益的。根據二〇一八年於丹麥進行的小型臨床試驗，針對三十四名腸躁症患者，每日攝取約五十克酸菜（一組是含有活菌的酸菜、另一組是經過巴氏殺菌的酸菜），連續六週。結果發現，兩組受試者的腸躁不適症狀皆有顯著改善，不過只有在未經殺菌的活菌酸菜組別中，其腸道菌相有出現明顯變化（包括有益菌如*Lactobacillus plantarum*的增加以及菌相多樣性的提升）。

從這項研究來看，德國酸菜對腸道的正面作用，可能不僅來自乳酸菌本身，也與當中天然產生的發酵產物如短鏈脂肪酸有關，因為這些成分能夠穩定腸道環境、降低發炎反應，並修復腸道屏障功能。

提醒你選購時，優先選擇單純鹽發酵且需冷藏保存的新鮮德國酸菜，如果是用糖與醋醃製的台式泡菜，通常沒有經過長時間發酵，因此是不具備活性發酵的益菌與相關代謝產物，幫助腸道保健的效果就相對有限。

德國酸菜要如何食用呢？可搭配主餐作為健康的配菜，或用於生菜沙拉中增添風味層次，既美味又健康，是實踐發酵飲食的好選擇。

沒有經過高溫烹煮的味噌

味噌是一種傳統的發酵食品，不僅風味獨特，還具有許多健康益處。它是由大豆、米麴菌（*Aspergillus oryzae*，與黃麴菌是完全不同的菌，無需擔心）發酵而成，富含乳酸菌、短鏈脂肪酸、異黃酮、多酚及胺基酸等活性成分。

為了保留味噌中的活性益菌，應避免高溫破壞其菌群活性。烹調味噌湯時，可加入海帶和豆腐，並在**湯煮沸後稍微冷卻至四十～五十℃，再加入味噌並攪拌均勻**。此外，味噌可作為醬料，製成「冷拌味噌醬」、「涼拌味噌小菜」等方式食用，能最大程度保留菌種，輕鬆享受到益菌的好處。

如果是喝熱的味噌湯，還有保健效用嗎？如同上述德國酸菜殺菌的道理是一樣的，雖然高溫會讓味噌中的益菌（如乳酸菌）失去活性，但味噌中仍然保留了部分營養與發酵產物（譬如大豆異黃酮、短鏈脂肪酸、特定鮮味來源的胺基酸），即使味噌湯經過高溫烹煮，仍然具有保健效益。

建議用**小量且頻繁攝取**的方式（譬如每天攝取約一～二小匙的味噌），既能提供好菌給腸道，也能避免攝取過多的鹽分，是健康飲食的重要選擇（味噌由於鈉含量較高，若有高血壓與腎臟疾病者，則需謹慎食用）。

總結來說，天然發酵食物已不只是「調味配菜」，而是透過雙重的保健作用——**「有益菌＋有益的代謝產物」的機制**，對腸道和全身代謝健康產生效益。不論是血糖調控、體重管理還是免疫調節，選擇天然發酵、少添加的食物，就能為整體健康加分。

【趨吉食物⑦】

廚房裡的香料、健康飲品與點心：薑黃、綠茶、咖啡和可可，抗炎抗氧化

在日常生活中，我建議你選擇一些天然香料，在飲食裡做巧妙的運用，除了有益健康，還能增加生活樂趣！這些草本香料植物可透過植物本身內含的多種化合物，在不同的代謝機轉上產生效果，並且具有一加一大於二的協同作用！

薑黃：幫你抗炎的黃金守護者

F：具有抗氧化與抗發炎特性，有助維持血糖穩定

I：促進腸道屏障修復與菌相平衡，降低腸道慢性發炎

T：保護細胞免於發炎損傷，改善胰島素敏感性與訊息傳導

如果以前不常吃薑黃，我真心建議你可以開始入手試試！早在五千年前，古印度阿育吠陀（Ayurveda）的醫學系統中，薑黃就享有「印度純金」（Indian Solid Gold）的封號，可作為消炎以及舒緩腸胃不適的主要成分。不只在印度，中國《本草綱目》中也記載「鬱金（薑黃）味辛微

苦，無毒；能健胃利膽、行氣活血、保肝健腎，祛風去濕」。因此，不論是古印度還是傳統中醫，皆視薑黃為「黃金藥材」，不僅具有抗炎與解毒功效，更能作為日常保健與疾病預防的食療利器。

薑黃其活性成分以「類薑黃素」（Curcuminoids）為主，特別以親脂性的薑黃素（Curcumin）佔比最高，可達七五％以上，此外還包含去甲氧基薑黃素（DMC）與去二甲氧基薑黃素（BDMC）水溶性抗炎成分。

薑黃幫助細胞更靈敏地「聽懂」胰島素的訊號

後來研究發現，薑黃中的活性成分——薑黃素，就像是細胞的新任教練，能夠啟動AMPK蛋白激酶，幫助細胞更有效率地處理血糖，還能讓細胞表面產生更多葡萄糖轉運蛋白（GLUT4），猶如「糖分接收大門」，讓葡萄糖更順利進入細胞中被利用，也就是幫助細胞對胰島素的敏感性提升。

一項針對多囊性卵巢症候群（PCOS）患者的隨機雙盲臨床試驗發現，每天補充五百毫克的薑黃素，持續十二週，患者的空腹血糖顯著下降，胰島素阻抗指數（HOMA-IR）也得到了改善。

薑黃能啟動GLP-1，從腸道幫助胰臟穩定血糖

幾項實驗證實，薑黃素能刺激GLP-1的分泌，有助胰臟順利分泌胰島素，並延緩胃排空，是維持血糖平穩的重要幫手。薑黃素還能調整腸道菌相與膽汁酸代謝，藉由影響特定的代謝受體來強化GLP-1功能，即使身體中的GLP-1不是很足夠，也能得到部分補償。這顯示薑黃素不只是對胰臟有

幫助，還能從「腸道」協助打通「腸胰」之間的代謝路徑。

薑黃可修復「漏水的腸道」，緩解腸道發炎

薑黃對腸道具有多重效益，能修復腸道黏膜、降低腸道通透性（也就是俗稱的「腸漏症」），還能提升幫助腸道修復的緊密連結蛋白（如ZO-1與Occludin）的表現，讓腸道屏障的完整性更為健全。同時也能降低腸道中的發炎物質，如IL-6和TNF-α，對改善腸道慢性發炎、穩定免疫反應都有很好的幫助。

薑黃是防治阿茲海默症的醫食武器

不要以為只有薑黃素是最重要的成分，其實薑黃裡的兩大隱藏高手也默默在發功，尤其對於預防慢性發炎、改善新陳代謝也有著不容忽視的潛力。

早在二〇一六年，台灣中研院發表的研究成果就發現，薑黃中的「去甲氧基薑黃素」（DMC）與「去二甲氧基薑黃素」（BDMC）有助於預防阿茲海默症，這兩種成分能增進轉殖鼠腦中腦啡肽酶（Neprilysin, NEP）的活性，其有助於清除腦中累積的Aβ胜肽（Amyloid-β，是一種具有毒性的蛋白質片段），可望應用於阿茲海默症的預防或減緩病程。

如何讓薑黃發揮最大效益？

薑黃素屬於脂溶性成分，搭配油脂，吸收更佳！建議與橄欖油、苦茶油、堅果等好油搭配，吸

收效果更上一層樓。記得加點黑胡椒，效果加倍：胡椒中的胡椒鹼（Piperine），能大幅提升薑黃素的吸收率，正是薑黃的「最佳拍檔」。

用薑黃輕鬆入菜的小撇步

我是如何吃薑黃的呢？一早醒來，可以用薑黃粉、些微的蜂蜜（些微指的是最小的咖啡匙，拉起來讓蜂蜜自然流下後剩餘在匙子中的量）來調和一杯香醇的黃金豆漿或牛奶，也可加入少許的有機椰奶提味，當中的油脂也能幫助薑黃的吸收度提高。午餐或晚餐時，將薑黃粉入菜，製作薑黃咖哩雞、薑黃炒蛋、燉菜或湯品，讓菜色更加誘人，還能為健康加分。如果你想自己做健康的點心，不妨試試這道簡易的薑黃能量球，只要將天然椰棗、無調味堅果、有機椰子粉和有機薑黃粉用調理機打碎混合，製成方便攜帶的小球，既滿足口腹之慾，又補充到營養。

綠茶：細胞抗氧化的好幫手

F：富含兒茶素，有助於調節醣類與脂肪代謝，減緩血糖波動

I：調整腸道微生物平衡，降低發炎與改善腸道通透性異常

T：抗氧化與抗發炎效應可保護胰臟細胞，增強胰島素訊息傳導與細胞修復能力

綠茶是全球最受歡迎的天然飲品之一，其核心健康價值來自於豐富的兒茶素（Catechins），當中特別是EGCG（應該是你最常聽到的成分，中文為「表沒食子兒茶素沒食子酸酯」）最具代表性，具有強力抗氧化與抗發炎的特性。除了EGCG外，兒茶素其實有不同的「版本」，主要分為**游離型**和**酯化型**，我們可以想像成兩種不同裝備的成員：

- **游離型兒茶素（如C、EC）**：輕裝上陣，容易被身體吸收，但抗氧化能力相對較弱。
- **酯化型兒茶素（如EGCG、ECG）**：穿著強力護具，抗氧化力更強，但是在腸道中的穩定性較低，因此吸收率反而較差。

在我們的身體裡，這些不同型態的兒茶素需要經過一連串的吸收、運輸和代謝，才能真正發揮作用，但在這個過程中，它可能會被「阻擋」或「削弱」。因此，提升兒茶素在體內的穩定性與生物利用率，是發揮其保健功效的關鍵。

如何增加兒茶素的穩定性，提升生物利用率？

兒茶素像是怕熱、怕光、怕氧氣的嬌貴女士，需要好好保存，否則它的營養價值會迅速流失。注意以下幾個環境因素會影響兒茶素的穩定性：

- **高溫會讓兒茶素「陣亡」**：當溫度過高，兒茶素會加速降解，影響它的穩定性。這也是為什麼泡綠茶時不要用滾燙的水（一百℃），而是應該用**八十℃左右的熱水**，這樣兒茶素才能保持一定程度的活性。

- **陽光與空氣是兒茶素的敵人：**兒茶素如果長時間暴露在紫外線（UV光）或氧氣中，就會發生氧化反應。因此綠茶最好存放在密封、不透光的容器裡，並避免長時間曝露在空氣中。
- **鐵與銅等金屬離子會讓兒茶素降低活性：**兒茶素會和某些金屬離子（如鐵 Fe^{3+}、銅 Cu^{2+}）發生螯合作用，使其活性降低。這意味著如果你正在服用鐵劑、礦物質鋅、銅補充品，最好不要同時喝綠茶，以免影響兒茶素與補充品的作用。
- **乳製品會影響兒茶素的吸收：**牛奶、優格的酪蛋白會與某些兒茶素結合，形成「沉澱」，導致兒茶素不容易被吸收。因此若要跟蛋白質飲品搭配，我比較建議用**「無糖豆漿」與綠茶或抹茶一起調和飲用**。

綠茶可滋養腸道好菌，緩解高血糖與高血脂

科學研究顯示，綠茶可能有助於改善胰島素阻抗、降低血糖濃度，緩解與代謝相關的健康問題。

當我們喝綠茶時，當中的活性成分會進入腸道並與微生物互動。研究發現，綠茶能夠顯著促進AKK菌的生長。AKK菌是一種對人體非常有益的微生物，如同之前所述，它有助於維持腸道屏障功能，減少發炎，緩解高脂飲食引起的代謝異常，並幫助控制體重。過去的研究顯示，肥胖及代謝異常患者的AKK菌數量通常較低，因此，增加這種菌的數量對健康有幫助。

在一項隨機對照試驗中，研究人員招募了九十二名第二型糖尿病患者，分成兩組，一組每日服

用五百毫克綠茶萃取物，另一組則服用安慰劑，實驗持續十六週。研究結果顯示，綠茶組的胰島素阻抗指數（HOMA-IR）從原本的五・四下降至三・五，且高密度脂蛋白膽固醇（HDL-C）顯著上升，代表綠茶萃取物具有改善胰島素阻抗的效果。

另一項雙盲、安慰劑對照研究中，五十六名肥胖且高血壓的患者每日服用三百七十九毫克綠茶萃取物或安慰劑，持續三個月。結果發現綠茶組顯著降低空腹血糖、胰島素濃度和胰島素阻抗，同時改善了血脂指標，如總膽固醇和低密度脂蛋白膽固醇（LDL-C）濃度。可見綠茶對於血糖、血脂的改善都具有很好的潛力。

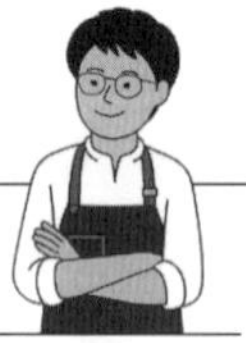

除了綠茶，抹茶粉也是不錯的選擇

如果能買到「純抹茶粉」，也是很棒的選擇！抹茶的製作條件跟綠茶不太一樣，會在採收前二十~三十天覆蓋葉片遮擋陽光，減少光合作用，讓茶葉產生更多的胺基酸（幫助放鬆的L-茶胺酸），使茶葉變得更綠，口感也更加甘甜。這樣的做法，抗氧化能力會提升，因此研究發現**抹茶的兒茶素（如EGCG）比綠茶來得豐富**，

EGCG含量比綠茶高出至少三倍之多，也有研究指出高出數十倍，依品種而定。

綠茶搭配特定食物，營養協同效果翻倍

還是要提醒大家，不要以為綠茶很好，就拚命只喝綠茶，其他食物就忘記了。因為食物當中，有些特定的營養素還有「協同作用」，一起合作，能幫助兒茶素發揮一加一大於二的效果！譬如：藍莓、蔓越莓等漿果類的原花青素，與兒茶素一同食用，可提升抗氧化能力，可加強抑制致癌物質丙烯醯胺的合成。紅黃甜椒、辣椒的辣椒素與兒茶素一同食用，也能加強抑制致癌物質亞硝胺的生成。檸檬、柑橘類或維生素C與兒茶素一同食用，能加成整體的抗氧化效力。如果你平常有喝綠茶或抹茶的習慣，餐點又有同時吃到以上的食物，保健效果就會更好。因此重點不只是攝取單一食物，而是要建立良好的飲食型態才是王道！

該喝多少綠茶才能達到保健效果？

如果要攝取約三百至五百毫克的EGCG，相當於三杯綠茶或是一到二克的純抹茶粉即可。如果過量飲用綠茶，也可能引發腸胃不適，因此**建議避免在空腹時攝取過多的綠茶**，本身就有腸胃不適疾病的人，也需要特別斟酌飲用量。

我通常用以下方式攝取綠茶或抹茶：

- **無糖綠茶：**選擇無糖綠茶作為日常飲品，有助於減少糖分攝取，提升抗氧化能力。
- **檸檬綠茶：**將綠茶與檸檬片一起調製，直接飲用或加些微蜂蜜（是些微，用最小的咖啡匙拉起來的量就好，不是一湯匙喔）作為清爽飲品。
- **抹茶豆漿：**我習慣用無糖豆漿搭配抹茶粉調製飲品，而不是搭配牛奶，因為牛奶的酪蛋白會降低兒茶素的吸收率，這樣就能加成無糖豆漿的營養價值與美味。
- **抹茶能量球：**抹茶粉與椰棗、杏仁混合，用調理機攪打，製成球狀，是低升糖指數的零食。

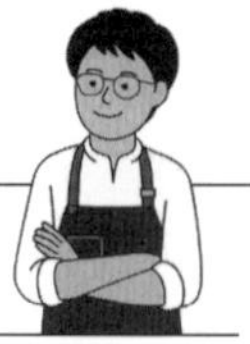

喝綠茶容易胃部不適、睡不著？試試發酵程度高的茶

擔心喝了綠茶後，容易出現胃部不適或難以入睡的情況？這可能與茶中的咖啡因濃度較高、刺激性較強有關。對於腸胃較敏感或有睡眠困擾者，建議可改喝發酵程度較高的茶類，如紅茶、普洱茶或台灣特色重發酵茶。由於綠茶中的兒茶素（特別是

EGCG）屬於未氧化的多酚類，對胃壁有較強刺激性；而在重發酵茶中，這些成分大多轉化為較穩定的多酚類物質如茶黃素、茶紅素與茶褐素，刺激性下降，更適合胃部較弱者飲用。

- **同樣具有抗氧化特性：**雖然綠茶經過發酵過程後，兒茶素含量下降，不過卻也產生其他多種類型的茶多酚發酵產物，其中茶褐素（Theabrownins）就是一種同樣具有抗氧化、抗發炎特性的活性成分，其濃度隨著茶葉的發酵與儲藏時間增加而提升。動物實驗研究發現，茶褐素有助於提升體內抗氧化酵素（如SOD、GSH）的活性，降低氧化壓力。
- **改善腸道環境與健康代謝：**由於這些茶多酚是透過高度發酵反應轉變而成，動物研究發現這些成分也能透過調節腸道菌相，促進好菌生長，降低壞菌比例，進而有改善腸道發炎的潛力。其他動物實驗顯示，這些茶多酚對於高脂飲食引起的胰島素阻抗、脂肪肝與代謝異常亦具有正向改善效果。
- **改善血管微循環環境：**微循環系統是血液與組織之間進行氧氣、養分與代謝產物交換的關鍵通道，其功能正常與否直接影響組織代謝效率與細胞活性。近年來工研院與陽明交通大學研究團隊發現，在重發酵茶當中的多種茶多酚功能性成分，可提升體內一氧化氮（NO）濃度，有助於血管擴張，對於促進血管微循環亦具有潛在益處。

- **幫助放鬆、改善睡眠品質：L-**茶胺酸特別存在發酵程度高的茶種中，這是一種具有放鬆與安神作用的胺基酸，能夠提升腦波alpha波的形成，進而帶來放鬆、舒緩壓力的效果，有助於改善睡眠品質。茶胺酸已被證實可降低皮質醇（壓力荷爾蒙）濃度，並能提高腦內神經傳導物質（如GABA和血清素）的分泌，也有助緩解焦慮、煩躁等情緒問題。

因此就算是較為溫和的高度發酵茶，當中的多酚活性成分對於改善代謝症候群及其相關疾病上具有潛力，未來仍需更多人體研究來釐清其確切機制與應用範圍。

咖啡：適度的咖啡因也能創造健康平衡

F：綠原酸多酚類可促進代謝，延緩血糖上升
I：多酚類有助調整腸道菌相平衡，減少慢性發炎
T：抗氧化營養降低氧化壓力，保護胰臟細胞功能，提升胰島素敏感性

咖啡，是許多人日常生活中的「精神救星」，無論是早晨提神、午後小憩，還是工作燃燒腦力時的一杯「靈感補給」，它早已成為生活的一部分。近年來，科學研究更發現，適量飲用咖啡可能對血糖穩定、代謝健康及心血管保健帶來不少益處，讓咖啡的健康地位再度提升。不過，咖啡的影響也並非全然正面，喝得過量、喝錯時機，反而可能為健康埋下隱憂。

咖啡如何幫助穩定血糖？綠原酸的「隱藏技能」

咖啡中所含的綠原酸（Chlorogenic Acid）是一種天然的多酚類抗氧化物，近年研究指出，它在調節血糖與脂肪代謝方面扮演了重要角色。綠原酸能夠延緩腸道對葡萄糖的吸收，進而延緩餐後血糖的快速上升；同時，它也具有抑制肝臟釋放葡萄糖的功能，有助於降低胰島素的分泌壓力，幫

助身體維持較穩定的血糖曲線。

因此，對於具有胰島素阻抗或處於糖尿病前期的人而言，適量攝取含綠原酸的食物，如黑咖啡，可能提供額外的代謝調節效益。然而，**綠原酸的含量與咖啡的烘焙程度有關**。新鮮生豆中的綠原酸最為豐富，但在烘焙過程中會逐漸分解。這就是為什麼深焙咖啡（如市售的拿鐵、美式咖啡、義式濃縮咖啡）通常酸度較低，綠原酸較少。因此，若想攝取更多綠原酸，選擇**淺焙或淺中焙的咖啡**可能更有優勢。

此外，咖啡中還有其他多酚成分，經由腸道菌群的代謝轉化後，也會產生具有抗氧化與抗發炎活性的代謝物質，對全身免疫與代謝調節帶來潛在益處。

咖啡的「兩面刃」——過量可能帶來的風險

儘管咖啡有不少健康優勢，但喝過多、喝錯時機卻可能對身體帶來負擔。咖啡就像一把雙面刃，一方面能提振精神、幫助代謝，另一方面若攝取過量或忽略個人體質差異，反而會成為壓力與健康的隱性推手。

- **咖啡因可能影響壓力荷爾蒙調節：**咖啡因會刺激腎上腺素與壓力荷爾蒙「皮質醇」的分泌，短時間內提升警覺與精神集中，但隨著咖啡因代謝，身體可能引發疲倦、焦躁、情緒波動等「假性疲勞」。此外，長期大量飲用咖啡，可能會產生耐受性與依賴感，需要不斷增量以維持效用。研究顯示每天超過四百毫克的咖啡因（大約是四杯二百四十毫升的黑咖啡），也可能使焦慮與失眠風險上升。若因壓力、過勞導致腎上腺功能已經疲弱，依賴咖啡提振精神恐怕是「火上加油」。此時應優先透過食物營養、規律運動及充足休息來恢復能量，而非單純依賴大量咖啡來「硬撐」。

- **胃部不適與胃食道逆流者，中深焙咖啡較合適：**有些人在享受咖啡後容易出現胃部不適、胃食道逆流的困擾，究竟是咖啡中的哪些成分所導致？咖啡烘焙度是否有影響？一項針對健康成人的研究中發現，相較於淺焙咖啡，**深焙咖啡刺激胃酸分泌的程度明顯較低**。這可能是深焙咖啡中綠原酸較低的關係，對胃部的刺激較小。因此對於有胃食道逆流或胃灼熱困擾的人來說，飲用淺焙咖啡可能較容易引起不適，中焙以上或深焙咖啡可能是更溫和的選擇。
- **咖啡因代謝因人而異：**每個人體內負責分解咖啡因的肝臟酵素表現不同，這解釋了為什麼有人喝完一杯咖啡後精神奕奕，也有人喝一杯卻徹夜難眠。肝臟酵素基因中的CYP1A2就是影響咖啡因代謝速度的關鍵基因，是肝臟酵素基因的一種。如果CYP1A2基因發生多型性變異（慢速代謝者），在攝取相同含量咖啡因後，由於代謝速度較慢，因此其體內的咖啡因濃度對比正常代謝者更高，且持續時間更長，每天飲用二百到三百毫克咖啡因可能就有明顯不適反應。若本身有服藥習慣，更需留意咖啡因對藥物代謝的干擾。

如果你的生活中唯有依賴咖啡才能讓你啟動正常（看起來正常）的工作效能，停止飲用時開始出現頭痛、焦躁等戒斷症狀，代表你的身體有嚴重的生理癮頭了！此時，體內的壓力荷爾蒙是失衡的，必須要重新調整才能重回正常的生理活力，也請別再繼續大量喝咖啡了！**唯有適度飲用，才能真正享受到它帶來的健康益處！**

可可：要吃黑巧克力，穩定健康的濃醇黑金

F：富含可可黃酮與鎂離子，高可可純度有助穩定血糖，減少氧化壓力
I：有助調整腸道菌相，促進益菌生成，降低腸道發炎反應
T：有助改善胰島素訊息傳導與血管內皮功能，增強胰島素敏感性

提到巧克力，許多人第一反應是「甜滋滋的零食」，總覺得跟健康沒什麼關係。然而，近年來的科學研究卻發現，高可可純度且低糖的黑巧克力（至少八〇%以上）蘊含了眾多對代謝、心血管與腸道健康有益的活性物質。相較於牛奶巧克力與白巧克力，黑巧克力提供更多天然可可多酚與礦物質，特別是黃烷醇與鎂離子，能在多重層面產生正向健康作用。

多酚與鎂的雙效防禦：抗氧化、助控糖

黑巧克力的健康秘密，來自於可可中的多酚類成分，特別是黃酮類中的黃烷醇（Flavan-3-

ols）如兒茶素與表兒茶素（Epicatechin）含量特別豐富，以及原花青素、酚酸類等成分，共同協力發揮抗氧化效果，減少自由基對細胞的傷害，緩解慢性發炎反應，有助於降低血壓與幫助血管內皮細胞的健康，因此對於心臟血管具有很好的保護作用。

更值得一提的是，鎂離子在可可中的含量相當豐富。以一〇〇%純可可粉來說，每一百克的純可可粉就含有四百五十至五百毫克的鎂離子含量（也就是每攝取十克純可可粉，就含有四十五到五十毫克的鎂離子）。鎂對於能量代謝、心臟與神經放鬆皆不可或缺，也有助預防心律不整與緊張性肌肉抽搐。

可可與腸道菌群的互動：從「腸道菌產物」獲健康益處

當你吃下黑巧克力或純可可粉時，當中的有效成分如多酚類、黃酮類其實在小腸的吸收率有限，因此並不一定直接被你的腸道吸收，而是在抵達大腸後，由腸道菌分解並轉化為「次級生物活性代謝物」。這些代謝產物能夠進入血液中，發揮抗炎、抗氧化、免疫調節等作用，對胰島素敏感性和代謝健康帶來正向幫助。

研究發現，可可黃酮能促進益菌如嗜乳酸桿菌與雙歧桿菌（*Bifidobacterium*）的生長，同時抑制有害菌如梭狀芽孢桿菌（*Clostridium perfringens*）的繁殖，有助維持腸道屏障與免疫穩定性。這說明了為何黑巧克力不僅對代謝有幫助，也能支持腸道健康。

長期吃黑巧克力，有助改善胰島素阻抗

二〇一六年一項來自盧森堡的橫斷性研究，針對一千一百多名成年人進行飲食健康狀況分析發現，每天適量攝取黑巧克力的人，其血中胰島素濃度、胰島素阻抗指數（HOMA-IR）較低，有助於維持胰島素敏感性；同時肝功能指數（肝臟酵素γ-GT、ALT、AST）亦更理想，推測可能發炎狀態較低，肝臟代謝負擔也相對較輕。雖然此橫斷性研究屬於單一時間點蒐集數據的結果，無法推論因果，但顯示出黑巧克力攝取與代謝健康之間的潛在關聯性。

進一步的長期追蹤研究（平均追蹤九．二年，分析一萬八千多名男性醫師）亦顯示，每週食用巧克力兩次以上的人，第二型糖尿病風險下降一七％，特別是在六十五歲以下且體重正常的族群中，這項保護效果更為明顯。二〇二四年《英國醫學期刊》綜合近三十萬人的分析研究發現，每週吃巧克力五次以上者，第二型糖尿病風險下降一〇％；若專門攝取高可可純度的黑巧克力，保護效果更顯著，風險可顯著降低二一％。若攝取牛奶巧克力者，則無顯著差異效果。

如何挑選健康的黑巧克力？

若你想要品味可可真正的風味同時達到健康功效，首先一定要看懂食品標示成分：

- **可可「％」越高越好：**可可含量越高，保留的多酚類、黃酮類等抗氧化成分越多。記得檢查食品標示，確認「可可」是否為成分表中的第一順位，代表含量最高。

- **食品標示「成分」越短越好：**成分表越短，代表成分越單純，越能保留黑巧克力的健康價值。譬如只有單純的成分：可可、可可脂、糖、香草。
- **巧克力本身，越硬越好：**硬度越高的巧克力，代表油脂成分越少，也比較不容易軟化糊掉。這種高硬度的巧克力最適存放溫度為十五～十八℃，具有最佳的口感。若是在台灣夏天炎熱的天氣，巧克力建議直接冷藏保存尤佳。
- **無經過鹼化過程的黑巧克力尤佳：**在選購黑巧克力時，建議優先挑選「無鹼化處理」的產品，雖然吃起來會帶有微酸感，不過這就是黃酮類等抗氧化營養物質的天然風味。在某些國外產品標示中，會特別註明「Processed with Alkali or Dutching」，就代表有經過鹼化過程，會減弱其抗氧化能力。如果你想選擇保健價值高的黑巧克力，建議在購買前先詢問廠商相關細節。

享受黑巧克力，「適量」才是健康關鍵

歐洲食品安全局（EFSA）於二〇一二年的健康聲明指出，每天攝取十克（約二百毫克可可黃烷醇）的純黑巧克力（避免高糖高脂、低可可含量的加工巧克力），對於預防心血管疾病、促進血管舒張進而穩定血壓可能具有效果，同時不影響日常飲食的整體營養均衡。

雖然黑巧克力有多項好處，「適量」仍是關鍵。**建議每日攝取量控制在十～二十克之間**（大約為一～二片黑巧克力），並搭配少量堅果、無糖茶飲等低GI食物，不僅滋味更有層次，更能發揮營養協同代謝的調節效應。空腹或過量攝取，可能容易造成腸胃不適或熱量過高，影響血糖平衡。

吃的時間點也是關鍵：時間營養學的應用

掌握吃飯時間點，讓血糖穩定、代謝改善、腸道健康、細胞更敏感，絕對不是只有常聽到的「168斷食」這麼簡單！

人體的健康與飲食息息相關，不過現在除了要了解自己適合**「吃什麼」**，其實**「什麼時候吃」**也同樣重要！這也就是「時間營養學」（Chrono-Nutrition）所探討的知識核心，我們已經可以運用科學來調整進食時間，幫助身體達到最佳狀態。

你以為這是新興的科學觀念？其實不然，這就是老祖宗說的「日出而作，日落而息」，也就是**設法讓身體的「晝夜節律」更為分明的生活模式**。

為何要特別強調「晝夜節律」（Circadian Rhythms）呢？我們體內其實有時鐘般的節律調節機制，可分為大腦的**中央時鐘**（Central Circadian Clock）與分布其他組織細胞的**週邊時鐘**（Peripheral Circadian Clock）。中央時鐘就在大腦的視交叉上核處，「白天光亮─夜晚黑暗」是非常重要的引導，指引中央時鐘做好節律調節，讓人體與大地同步，並且協調其他組織（如腸道、肝臟、肺臟）的週邊時鐘也達到同步。

如果你出國去玩有時差的問題，記得好好曬當地一早的太陽，讓光線去調整大腦的中央時鐘（就像調整手錶的時間一樣），讓身體更能同步當地的節律。因為中央時鐘喜歡跟著太陽過日子，因此一早就讓自己曬到太陽，把生理時鐘做個調頻，調到跟太陽的節律一樣就對了！

後來研究也發現，光線與中央時鐘並非主導一切，日常飲食，尤其是**「食物攝取的時間點」也是非常關鍵的節律引導**，可主導週邊時鐘（甚至影響中央時鐘）的節奏而改變生理代謝。譬如在晚上睡前吃宵夜的舉動，便直接影響了週邊時鐘的步調（如同腸道與代謝系統原本已經打卡下班回家，結果突然被老闆叫回工廠加班），這時中央時鐘也會被影響，而打亂了整個代謝的步調。

長久下來，如果週邊時鐘與中央時鐘經常不同步，甚至是亂了步調，健康上就會有不小的影響，包括你不想見到的體重增加與肥胖、血糖越來越高、心血管疾病、肝臟疾病或免疫疾病出現，各類癌症與憂鬱的風險率也會趁你不注意時拉高了。

間歇性斷食原理：用飲食幫身體同步晝夜節律

間歇性斷食（Intermittent Fasting or Time-Restricted Eating）的做法，是在一天二十四小時當中，設定一段固定的進食時間，可進食時段通常設定為八～十二小時，其他十二～十六小時不進食，以此來促進生理代謝的調整。

間歇性斷食是透過刻意調整**「食物攝取的時間點」**，來同步體內的生理時鐘。若回歸正常的晝夜節律作息，生理時鐘都能「同步、共時」，對於健康就會有很大的助益。這與我們老祖宗「日出而作，日落而息」的生活方式非常雷同，也就是設法讓「晝夜節律」更為分明的生活模式。

這就也是「間歇性斷食」的核心所在，絕對不是只有大家常聽到的用168斷食（八小時進食，十六小時不吃東西）來減肥這麼簡單！關鍵是要配合太陽的節律，**盡量在白天進食，晚餐早一點吃完，晚間讓腸胃道休息，這樣的生理時鐘就能與太陽「同步、共時」**，對健康會有很大的助益，因此善用間歇性斷食的概念跟著太陽節律過日子吧，你的身心一定會變得更健康！

間歇性斷食有助減肥和長壽

養成間歇性斷食的習慣，足以對於內分泌代謝造成顯著的幫助，譬如降低血糖濃度、增加胰島素的敏感性與胰臟Beta細胞的功能，有助於胰臟功能的健康維持，也是幫助你預防老化的好方法。

調節血糖、減重減脂

那麼，可以降體脂嗎？是的！譬如**你晚上不吃宵夜，讓晚上到隔天早上體內血糖濃度維持在較低檔時，體內的體脂肪才有機會被分解。當我們不吃東西的時間延長，就能拉長體脂肪分解的時間**。臨床研究結果確實發現間歇性斷食可增加體脂肪的分解，並降低肝臟中游離脂肪酸的含量（可改善脂肪肝），還可以緩解發炎反應，提升肝臟的健康程度。

如果斷食的時間長度一樣，但是進食時間點不同（早點吃或是晚點吃）效果會有差嗎？答案是有差！建議你要早點吃，並且將較多的餐食量放到早上而非晚上，才是明智的做法！由於胰島素的分泌也有晝夜節律的差異，一般人通常在白天分泌較高量的胰島素，**睡前由於褪黑激素濃度增加，**

會抑制胰臟Beta細胞分泌胰島素，因此，睡前吃宵夜容易讓血糖居高不下，血糖無法有效送達體細胞，會轉而生成更多脂肪細胞來儲存。再來，晚上血糖一高，又會影響睡眠品質，所以吃宵夜的習慣會付出很多的代價！

睡前三～四小時不進食，讓腸道系統獲得足夠的休息，腸道與肝臟的周邊時鐘更能與大腦的中央時鐘同步，有助身體的晝夜節律更為分明。當養成規律習慣後（飲食調整一段時間後，晚上不會感到飢餓焦慮），便能幫助改善睡眠品質，減少夜間醒來次數，讓身體可以寧靜專注於修復與免疫調節。

促進長壽基因的表現

斷食，是給予大腦適時的挑戰。當大腦沒有食物可吃時，身體會聰明地增加適應眼前壓力的能耐，來幫助提升個體的「生存能力」，如自動啟動安全氣囊般達到保護效果，抵抗疾病的發生。動物若沒有食物了，牠們就要努力尋找食物來維持生存；聰明的人腦不會在飢餓時突然關機，此時大腦的神經細胞電路反而會特別靈敏。因此當生存應變能力越好，長壽機率自然也就越高。

在斷食的狀態下，若肌肉與肝臟細胞內的能量來源「肝醣」消耗完了，身體一定會設法產生能量給予大腦使用，這時就會分解體脂肪來合成酮體（Ketone Bodies），作為大腦與神經細胞的能量來源，避免大腦功能受到損傷。

許多長壽基因如AMPK、FoxO、ATF、Sirtuin都有類似提升生存能力的特性，可以抑制癌細胞生長、降低氧化壓力、增強肌肉力量、有助於燃燒脂肪、預防糖尿病等慢性疾病的發生。間歇性斷食可增加長壽基因的表現，因此有助於抑制老化，延長壽命。

不一定要嚴格的168斷食，長期1212微斷食就有效

其實我比較建議大家先用溫和的斷食即可，就是「1212微斷食」，也就是每天吃東西十二小時，不吃東西十二小時）。相較於168斷食，**1212微斷食這種溫和的方式，更能長期維持，容易融入日常生活，而且同樣能帶來顯著的健康效益**。例如，若你在晚上七點結束晚餐，則可在隔天早上七點享用早餐，達到十二小時的禁食時間，且不易引起飢餓感，適合大多數人嘗試。然而還是要看每個人的身體狀況來評估是否合適，譬如高齡長者，其實是需要更多的蛋白質攝取，是否會因斷食而減少食物的攝取，進而引發肌肉分解，長期導致肌少症？這需要與醫師和營養師討論評估，依個人體況，選擇適合自己的斷食時間長度非常重要。

早餐分量配比多，讓你更不易發胖，血糖更穩定

如果為了168斷食而不吃早餐，中午隨意吃很少，結果全部累積在晚餐時大吃一頓（我的個案朋友之前習慣這樣做），讓你的腸胃道與代謝系統晚上還要加班，這樣就本末倒置了，身體怎麼會變好呢？當然長期下來減重也不會太順利。

吃早餐，就是幫你校準生理週邊時鐘的好方法，我們的身體就像一座有固定作息的機器，每天早上需要一個「開機按鈕」來啟動，而這個按鈕就是「早餐」！吃早餐不只是讓我們不餓，更是用來喚醒身體的代謝系統，特別是肝臟的生理時鐘。當肝臟的運作時間規律，整個代謝系統就能有效率地發揮功能。

吃熱食或辛香料時，身體會發熱甚至流汗，這是因為我們的身體在消化食物時，會產生一種「燃燒熱能」的作用，學理上叫做**「食物誘導性產熱」**。

早餐應該包含足夠的蛋白質、適量的碳水化合物與健康脂肪，因為**早上的蛋白質產熱效率是最高的，碳水化合物次之**。因此早餐吃對食物（如雞蛋、豆漿、全穀雜糧），不但能讓身體暖起來，也能幫助燃燒熱量，讓你更有精神。

再者，人體的能量運作機制會隨著時間改變。在白天，我們主要燃燒葡萄糖來提供能量（葡萄糖來自碳水化合物，如米飯、水果等）；**到了夜晚，當我們進入睡眠，身體會轉換模式，開始燃燒脂肪，作為主要能量來源**。這種轉換受晝夜節律控制，是自然的代謝調節方式，聽起來很棒，晚上

睡覺就能燃燒脂肪了！然而，若晚上太晚吃或習慣吃宵夜，身體會優先消耗宵夜的熱量，延後脂肪燃燒的時機，反而抑制脂肪代謝。當這樣的習慣再加上不吃早餐，會進一步擾亂代謝節律，增加脂肪堆積與代謝症候群風險。因此，**不吃早餐又愛吃宵夜，的確更容易讓脂肪囤積、體重增加**。

對於血糖來說，由於**早上是一天當中胰島素敏感性最佳的時刻**，早餐後的胰島素反應通常比較好，能夠幫助血糖順利進到細胞中運用，產生能量，讓我們擁有精神活力。因此我也不建議早餐的整體熱量過低，因為會導致一整天更有強烈的飢餓感，並增加對甜食的渴望，很容易「破功」。

吃早餐能啟動肝臟代謝，並促進毒素排出

肝臟是身體的「代謝中心」，負責把我們吃的食物轉化成能量，或儲存起來以備不時之需。而早餐對於啟動肝臟的代謝特別重要，研究發現，當吃完早餐後，肝臟的代謝活動會比吃晚餐時更活躍。這是因為早餐之前，我們經歷了一整夜的空腹狀態，因此一早身體對營養的吸收和運用，就會變得特別有效率。而這樣的**肝臟代謝優勢，在早餐特別明顯**，午餐和晚餐的代謝效果就沒有早餐來得好。

更重要的是，吃早餐還能刺激膽囊收縮，排出膽汁，促進毒素排出。在夜間休息時，肝臟會積極分解體內的廢物與毒素，並將這些毒素轉化為可以透過膽汁排出的形式。當我們一早吃早餐，特別是吃**富含膳食纖維與健康脂肪的早餐**（如蔬果、全穀雜糧、堅果、酪梨等），就會促進膽囊收縮，將膽汁釋放到腸道中，這些帶有毒素的膽汁會跟食物殘渣混合形成糞便，這樣就能很有效率地

將昨晚肝臟努力工作代謝的毒素，透過糞便排出體外。

如果不吃早餐，膽汁可能長時間滯留在膽囊內，減少了將毒素排出的機會，甚至可能增加膽結石風險。因此，養成吃早餐的習慣，不僅有助於啟動肝臟代謝、提升能量消耗，還能幫助消化與肝膽解毒系統的健康，真的太重要了！

吃早餐能降低血壓，預防心血管疾病

我們的血壓並不是固定的，而是會隨著一天的時間有所變化：白天活動時，血壓自然上升，以確保足夠的血液供應給大腦和肌肉；晚上休息時，血壓會下降，讓身體進入修復與恢復模式。

如果你不吃早餐，血壓不降反升！這是為什麼呢？當身體長時間處於**空腹狀態**，就會視這種情況為一種「壓力」，並啟動自我保護機制。這時候，身體會釋放**「壓力荷爾蒙」**（如皮質醇、腎上腺素），這些荷爾蒙會讓血管收縮，可能導致血壓升高。

如果只是偶爾不吃早餐，短時間內身體還能適應。但長期不吃早餐，血壓就會長時間維持在較高的程度，心臟負擔變大，進而增加高血壓、心臟病、腦中風的風險。

日本國立癌症研究中心與大阪大學合作進行的大規模研究，追蹤了約八萬名四十五至七十四歲的男女，研究期間長達十三年。結果發現，經常不吃早餐的人比每天吃早餐的人，罹患腦中風的風險增加一八％，特別是腦出血的風險更高達三六％。

這代表什麼？**長期不吃早餐，可能不只是讓你血壓變高，還可能讓你的血管變得更脆弱，增加**

腦中風的機率。

如果是血壓有點高的朋友，早餐要留意什麼呢？既然一早是血壓最高的時候，盡可能要避免高鈉、高糖的食物（如培根、香腸、加工薯餅、果汁，含糖飲料，也就是典型的美式早餐），這些食物可能會讓血壓上升，對心血管造成負擔，並且建議加入高鉀的食物（如豆類、無糖豆漿、無調味堅果、新鮮蔬菜、小番茄、酪梨、奇異果等，水果不超過一個拳頭分量），建議依照211餐盤的比例食用，也有助於穩定血壓。

早餐吃適量碳水，晚餐減少攝取

當我們談到減重或血糖控制時，「碳水化合物」往往是爭議最大的營養素之一。有些人認為只要嚴格限制碳水攝取，就可以快速減重減脂。但其實碳水化合物是人體最重要的能量來源，就如前面所述，特別是大腦運作必需的燃料。如果完全排除碳水，身體可能又會進入另一個代謝不平衡的狀態。

那麼，我們該怎麼吃，才能同時獲得碳水的好處，又不讓它變成囤積脂肪的元凶呢？關鍵就在於「時間點」！碳水化合物雖然提供能量，但吃的時機決定了它在體內的「命運」。根據時間營養學的研究，人體的能量代謝其實是有節奏的：

- **白天（活動時段）**：身體需要較多能量來應付日常工作與活動，這時候攝取適量的碳水化合物，可以迅速轉換成能量並被有效利用。

- **夜晚（休息時段）：**身體的代謝速率下降，能量消耗減少，這時如果攝取過多碳水化合物，容易轉變成脂肪儲存起來，長期下來就會導致體脂上升，甚至影響血糖控制。

因此，最適合的做法就是：**早餐適量攝取碳水，晚餐適度減量**。這樣可以幫助身體順應生理時鐘，避免熱量過剩的問題。

有些減重計畫會建議盡可能不碰碳水，但如果方法不當，可能會適得其反。例如，有些個案在諮詢我之前，會在白天刻意忍耐不吃碳水，結果晚上忍不住暴飲暴食，反而血糖飆升，更容易變胖。

我也有個案選擇在晚上大啖牛排，因為牛排的碳水化合物含量低，常被視為「低碳健康選項」。但如果同時搭配了勾芡含糖的醬料，還有高溫烹調的紅肉也容易導致發炎反應，即使沒有吃米飯，總熱量也不會低，血糖也不會控制得太好。

七點以前吃完晚餐，更有助減重與改善代謝

許多朋友往往將一天中最大的一餐安排在晚上，但事實上，這樣的進食習慣其實更不利於體重控制，代謝狀況也會變得更差。

在二〇二〇年的研究中，伊朗研究團隊招募八十二名BMI介於二十七至三十五之間的女性，隨機分為兩組，一組在晚上七點至七點半之間用餐，另一組則在晚上十點半至十一點之間用餐，兩

組控制熱量的餐點都相同，持續進行十二週。結果顯示，較早吃晚餐的組別，體重減少的幅度明顯較大，平均減少了六．七四公斤，高於較晚吃晚餐的四．八一公斤。此外，ＢＭＩ、腰圍、血脂與胰島素阻抗指數等關鍵健康指標，也比晚吃晚餐組的改善幅度更大。顯示**進食時間的提前，可能是影響減重效果的關鍵因素**。

另一個西班牙的大規模臨床研究，共有三千三百六十二名受試者參與減重計畫，研究人員根據他們每天進食的時間點，分為「早進食組」與「晚進食組」。結果顯示，雖然兩組在熱量攝取與運動量上沒有顯著差異，但晚進食組的ＢＭＩ、血中三酸甘油酯含量較高，胰島素敏感性較低，體重減輕的效果較差，同時，對於體重管理的動機也較低。

這些結果都說明了進食時間對於減重成效，以及血糖、血脂代謝都具有重要的影響。

這些研究結果帶來了一個發人深省的問題：我們長期以來過於關注「吃多少」，卻忽略了「什麼時候吃」的重要性。當兩組人在飲食內容與運動量皆相當的情況下，進食時間的早晚，卻能造成如此明顯的體重與代謝差異。因此，**如果不想飲食控制太費力，請將晚餐時間提前，這樣就能夠在相同的努力之下，獲得更好的減重效果！**

規劃「適合你身體」的間歇性斷食

再次提醒你，間歇性斷食並不一定要執行得這麼嚴格，你完全可以根據自己的生活作息、身體狀態、個人目標，來調整一個更可行、更能長期維持的斷食模式。1212微斷食（十二小時不吃東西，十二小時進食）就是一個相對輕鬆，且仍能帶來顯著健康效益的方法。只要確保每天有十二小時不吃東西，就能幫助身體啟動代謝修復機制，達到燃脂、控血糖、促進整體健康的效果。

然而，間歇性斷食的效果並不只是「不吃東西」這麼簡單，**正確的進食時間、飲食內容、作息習慣**，這三大關鍵因素，也會影響你的身體是否真正從斷食中受益。如果在吃東西的期間暴飲暴食或作息紊亂，不僅無法減重，甚至會影響身體機能，導致反效果。

設定更適當的進食時間

你可以用睡眠時間作為基準，並掌握以下重點：**睡前至少三到四小時不進食，隔天早上醒來至少一個小時後再進食**（可能清晨仍有褪黑激素抑制胰島素分泌的效應），早上餐食分量要比晚上來得多。

假設作息為晚間十一點入睡，睡八個小時：早上七點起床，八點之後再開始吃早餐，晚餐在晚間七點前完成，之後就不要吃宵夜。

如果因為工作關係，晚餐沒辦法太早吃，怎麼辦？至少一定要掌握上述說的「早上吃得像皇帝，中午吃得像平民，晚上吃得像乞丐」，早餐或早午餐分量一定要比晚餐來得豐富，**晚餐應當是吃得最少的一餐**。另外，一整天的餐食量不能比還沒實行斷食的分量還多，如果食量還比以前更多，就算只吃八小時，不瘦甚至變胖也很合理了。

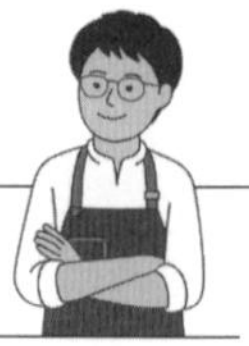

好好用心吃飯，身體會收到你的溫柔體恤

我們每天都會吃飯來提供身體所需的能量養分，不過你會留意吃飯當下的過程嗎，還是只是一個讓食物順利下肚的例行公事？雖然這兩者看起來沒什麼差別，但是對健康而言卻有著截然不同的結果。如果你的注意力都不在「吃飯」這件事上，反而是專注在看手機、回訊息、繼續處理工作，你的大腦也就專注在這些事情上，因此你吃了什麼、吃了多少，大腦不會立刻給你回饋。結果就是自動化地吃太快、吃太多，這不只容易引起肥胖與血糖震盪，更會造成腸胃道很大的負擔，也是形成胃食道逆流的主因之一。

專心用餐至少二十分鐘，讓你輕鬆減重

慢慢吃飯，細嚼慢嚥，每口咀嚼二十五～三十下，吃飯時間拉到三十分鐘，對於想要減重的朋友來說非常重要，這是從問題根源上處理，而且完全不用花錢的一帖良方。

當你用心吃飯，將更容易感受到食物的滋味，讓大腦產生滿足愉悅感，自然減少

對食物的慾望。如果你正在減重，請務必記得給予大腦「正向滿足」的訊息，而非壓抑的訊息。若單純不斷用意志力壓抑自己「少吃」來減重，勢必很難長期持續，因為當大腦接收到的是「負面壓抑」訊息，加上食物變少，大腦會解讀成「危機」出現（是否鬧饑荒了），此時大腦為了生存，反而會設法讓你食慾大開，讓你吃得更多。另外，飽足感是需要時間引發的。**大腦需要至少二十分鐘的時間來接收胃部飽脹的訊息，進而製造抑制食慾的激素（如瘦素）**，讓你產生飽足感，食量自然就會減少了。

細嚼慢嚥，改善腸胃道不適

「咀嚼」對消化系統功能而言，是極為重要的過程，猶如工廠生產線的第一道關卡。當咀嚼充分時，口腔唾液開始產生澱粉酶來幫助消化，並且傳遞訊號給腸胃道消化器官分泌胃酸與各種消化酵素，以從容應付各類食物的到來，幫助食物消化完全，順利吸收。如果你的吃飯時間少於二十分鐘甚至更快，沒有充分咀嚼而讓食物太快進入胃中，即使胃已經飽脹，但是大腦來不及接收胃部訊息，還以為「吃不夠」而拚命進食，此時胃裡食物越塞越多，又來不及分泌足夠的酵素處理消化工作，胃脹與消化不良的問題就會出現了。當胃存在過多的食物，導致腹內壓過高，便容易造成下食道括約肌鬆弛，胃就像是塞滿了東西的包包，連拉鍊都拉不起來，這時胃食道逆流的發生機率就會大增。

透過好好吃飯，感受愛與愉悅感

如果你平時中午是一個人吃飯，鼓勵你透過三十分鐘，給大腦適度放鬆的機會。將手機放在一旁，拿出你喜愛的餐具，好好感受眼前食物的滋味，以及當下身體的感受。感覺到七～八分飽了就可以停止進食，沒有一定要全部吃完。如果你平常的工作壓力很大，那更需要這段過程來創造安定輕鬆的心情，就像是橡皮筋一樣，適度調整鬆緊，有助於緩解壓力，改善自律神經的平衡。晚上跟家人朋友吃飯或聚餐時，請好好珍惜這段共餐時光。試著讓手機離開餐桌，專心與食物以及眼前你在乎的人好好用心吃頓飯吧！因為人與人的關心及感謝所產生的愛與內在滿足感，是無法用科學研究衡量的，卻是能帶給你身心愉悅感的重要來源。

良好生活型態：完美的健康複利效應，讓努力得到加倍回報

在健康管理的路上，很多人以為「控制飲食」或「多運動」就能解決一切問題。但事實上，擁有良好的生活型態才是具備完整的「健康拼圖」。如果沒有穩定的運動習慣、品質良好的睡眠和壓

力管理，無論你的飲食計畫再完美，或運動強度再高，結果往往還是差強人意。

當這些生活習慣逐漸成為日常時，它們不只單純發揮各自的作用，還能彼此加乘，創造出一種「健康複利效應」——就像理財一樣，微小的努力不斷積累，最後變成令人驚喜的成果。

持續規律運動，生理與外貌都能變年輕

規律運動不僅是提升體能的關鍵，更是改善胰島素阻抗的重要方法。持續性的運動能刺激身體的肌肉，提升其對血糖的吸收和利用，這樣能減少對胰島素的依賴，進一步提高胰島素敏感性。運動帶給你的幫助不僅短期見效，長期持之以恆，能讓身體代謝變得更加穩定。除了血糖穩定，也更不容易復胖，還能提升精神狀態、看起來變得年輕，增強你的自信和活力。

你可能會擔心自己沒有時間運動，或是體力不夠負荷那些高強度運動，但事實是，即使是中等強度的活動，如快走、慢跑或瑜伽，都能為健康帶來極大幫助。選擇你喜歡、容易堅持的運動類型吧，將運動變成你的生活要事之一！

具體建議

- 結合有氧運動（如超慢跑、步行、游泳或騎自行車）和無氧運動（如重量訓練），每週至少進行一百五十分鐘。
- 每次運動前後，留意是否需要補充適量蛋白質和複合性健康的碳水化合物，以支持能量恢復和肌

肉修復（視運動強度而定，若是中等強度運動則不一定要額外補充）。

- 留意補充充足的水分，特別是在天氣炎熱的戶外、長時間或高強度運動期間。
- 增加日常活動量，如走樓梯而非乘電梯，以提高總能量消耗。
- 採用高強度間歇訓練（HIIT）來提高代謝效率和胰島素敏感性。
- 計劃合乎身體狀況的恢復日和輕度活動，以避免過度訓練和損傷。
- 使用智能手錶或運動APP記錄運動量和進度，設定可達成的目標。
- 與專業教練合作，根據個人健康狀況調整運動計畫。

追蹤檢視

- **在家準備一台體脂計：**不只可以量體重，還可以量體脂或肌肉量，定期進行身體組成分析，以評估體脂、肌肉量的變化。
- **使用運動日記或APP：**追蹤運動類型、時間和強度，並根據身體反應進行調整。
- **設立可量化的運動行為目標：**譬如每週超慢跑或上健身房的次數，並追蹤進展，也可以建立一個運動打卡群組，彼此相互提醒激勵，甚至設定獎懲機制，增加執行力與生活樂趣。

深度睡眠是修復細胞、穩定血糖的基本功

高品質的睡眠，是身體修復、穩定血糖的重要關鍵（沒錯，不用花錢，舒服躺著也可以穩定血

糖！）當你進入睡眠週期的「深眠期」時，是生長激素分泌的黃金時段，負責細胞修復、強化免疫系統，並維持良好的胰島素敏感性。

許多朋友可能因工作、壓力或生活習慣而忽略了睡眠，因為長期睡眠不足，會提升壓力荷爾蒙（如皮質醇），讓身體容易發炎，干擾胰島素功能。請記得，一晚高品質的睡眠，往往比許多保健品還有效！因此，別再把睡眠當作「浪費時間」！良好的睡眠品質，是讓身體更健康、更有活力的祕訣。

具體建議

- 確保每晚至少有七小時的優質睡眠。
- 建立固定的睡眠和起床時間，即使在週末也是如此。
- 睡前避免進食（尤其是甜食）、酒精和含咖啡因的飲料。
- 晚上家裡的燈光不要太亮，以免光線抑制了褪黑激素的分泌。
- 營造一個適合睡眠的環境，包括舒適的床墊和枕頭，以及適宜的溫度和光線。
- 睡前一小時（先從半個小時開始）避免使用3C電子設備，減少藍光暴露。
- 實施放鬆技巧，如靜坐冥想或呼吸練習，幫助入睡。
- 如果有睡眠障礙，如打鼾或睡眠呼吸中止症，需尋求專業醫師的幫助。

追蹤檢視

- **使用智能手錶：**監測睡眠模式、深眠期和覺醒次數。
- **建立睡前準備的儀式感：**譬如提早去刷牙、提早關電腦，使用天然精油舒緩身心、轉換心情。
- **用日記、健康日誌或用APP：**簡單記錄睡前活動、睡眠時間和睡眠品質感受，以識別可能影響睡眠的因素。

身心雙向平衡，血糖才能平衡

當你壓力一來，情緒開始波動，影響的絕對不是只有血壓而已，連血糖也會遭殃！因為身體很貼心，需要幫你準備「要罵人」的能量，趕緊叫肝臟幫你製造多些血糖來使用！當壓力來臨時，腎上腺素會被刺激，製造許多壓力荷爾蒙皮質醇，促使肝臟釋放葡萄糖，增加血糖波動。長久下來，胰島素阻抗風險也就會增加了。

紓壓，或是壓力管理，不僅僅是「放鬆」這麼簡單，而是一種刻意的行動。透過自我覺察的提升、有意識地深呼吸、短暫靜坐冥想五～十分鐘、安排瑜伽、聽音樂放鬆心情、週末到大自然踏青，都能有效舒緩平時生活的壓力。

真正的身心平衡，不只是讓心情變好，更能照顧到身體每一個細胞，讓新陳代謝也得到平衡。給自己一點喘息空間，享受生活、照顧心靈，才能真正達到血糖穩定、身體健康的目標。

具體建議

- 定期進行靜坐冥想、瑜伽、或深呼吸練習，以減少壓力和焦慮。
- 培養正念習慣，專注於當下，有助於減輕壓力和提高情緒健康。
- 進行規律的運動，如步行或騎車，或多走進森林、海邊等戶外場域，作為自然的壓力釋放方式。
- 維持健康的社交關係，與家人、朋友們有著正向的互動。
- 學習和實踐時間管理技巧，減少工作和生活中的壓力。
- 保持足夠的休息和放鬆時間，確保有時間進行個人興趣和休閒活動。
- 使用日記或心情追蹤器，記錄情緒波動和壓力源，幫助識別壓力的觸發因素。
- 如果需要，尋求心理健康專業人士的支持和諮詢。

追蹤檢視

- **用日記、健康日誌或用APP：**簡單記錄心情狀態，就可以持續追蹤。
- **穩定身心的實際行動：**先選擇你覺得最想開始的具體行動，譬如每天晚上十點進行靜坐呼吸練習五～十分鐘，或是身體伸展，以培養穩定的身心平衡。
- **設立可量化的減壓行為目標：**譬如每週靜坐冥想次數與時間長度，並追蹤進展。

第 7 章【血糖實測】

穩定血糖震盪的 12 個超實用小撇步

連續血糖監測 CGM ＋
飲食健康管理 APP 實測，
精準發現地雷食物和錯誤飲食習慣

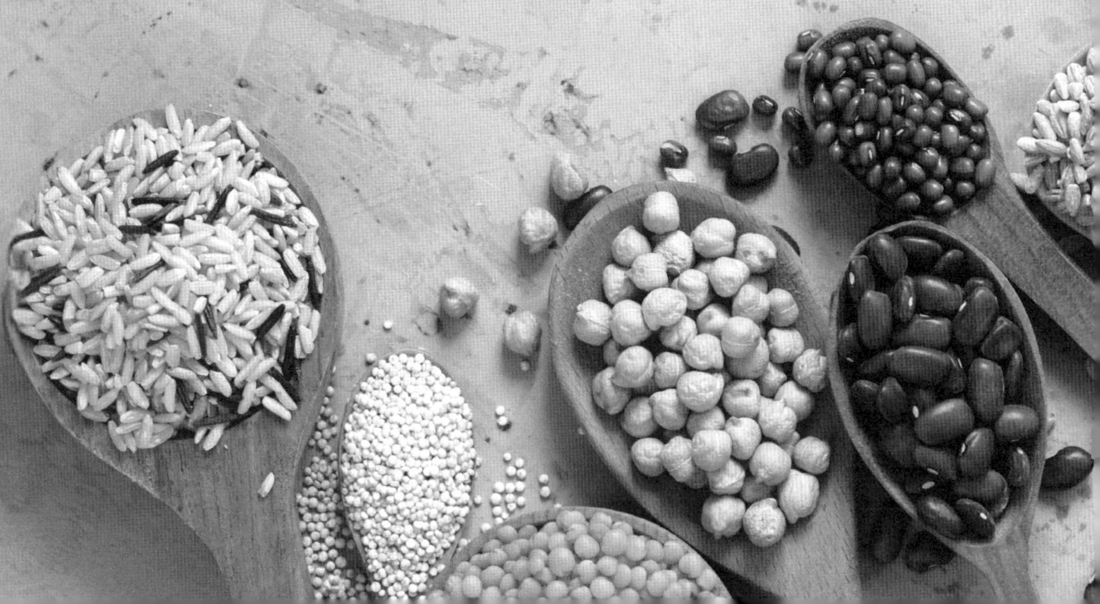

在前面精準檢測的章節裡，我介紹了**連續血糖監測（CGM）**這項黑科技，真的是讓許多個案朋友（包括我自己在內）親身體驗到它的強大之處！透過CGM，不僅能即時掌握血糖變化，還能清楚看見不同食物對血糖的影響，讓飲食選擇更有依據。

不過，光有數據還不夠，關鍵是如何運用這些資訊來優化飲食習慣。因此，我建議你一定要同步做飲食紀錄，方便你日後與醫師、營養師討論，或是可以搭配實用的飲食健康管理APP（如本次使用的智抗糖APP串接CGM連續血糖數據），來幫自己做更精準的飲食測試。這樣一來，就能更高效地找到最適合自己的飲食模式，避開那些會讓血糖失控的「地雷食物」，真正做到「吃得聰明，控糖無壓力」。

智抗糖App
（掃上方QR Code即可下載App）

用科技了解自己的飲食模式

要讓CGM發揮最佳效果，其實很簡單，只要詳實在進食時間點，拍攝飲食照片做紀錄即可。

這一點非常重要，也是了解自己飲食模式的第一步。為什麼要這麼做？

增加對吃喝的意識感

拍照記錄能完整保留每餐的食物細節，幫助你回顧「吃了什麼、什麼時候吃」以及「分量大小」。這是一種「刻意練習」的過程，能讓你對選擇的食物更加有意識，不僅促進生理健康，還能提升對飲食的掌控感與自律性。

揪出隱藏的食物地雷

透過記錄，就能發現某些「看似健康」卻影響血糖的陷阱。有些食物看起來很健康，但實際上可能會引起血糖大幅波動。例如：

- **調味料與湯**：吃生菜沙拉很健康，但如果加上市售某些沙拉醬，其糖漿或醃製調料含有隱藏的糖分，可能導致血糖快速升高；就算減少食用牛肉麵的白麵，但是牛肉湯卻隱藏不少的冰糖糖分。
- **食物的搭配**：單獨吃水果（如熟香蕉、葡萄）可能引起血糖飆升，但與高纖蔬菜或蛋白質一起吃，血糖波動會更穩定。

NG飲食模式與生活習慣現形

將飲食照片與CGM血糖數據結合，你可以清楚看到每餐對血糖的影響，並從中歸納出更理想的規律生活型態。例如：

- 各種外食的餐點型態，哪一種比較理想？
- 一天的活動量大小，對血糖的影響如何？
- 晚睡熬夜或是高壓狀態，是否讓血糖波動較大？

精準飲食不是靠運氣，而是靠**身體數據**幫你做出的智慧選擇！接下來我分享十二個超實用的穩定血糖飲食小撇步，幫助你精準地吃出健康。我親身實驗**連續血糖監測CGM**，幫你快速清楚地分辨哪些食物是「地雷」，哪些是「安心選擇」。

血糖該如何智慧管理與追蹤？

在閱讀CGM實測內容之前，請務必清楚了解以下幾點說明：

連續血糖監測（CGM）與抽血測量的數據差異

以下結果是我個人的親身實測，如果是抽血檢測，我的空腹血糖通常落在80～90mg/dL之間，但使用CGM測得的數值有稍高一些。這是因為CGM的探針測量的是「組織間液」中的葡萄糖濃度，而非直接測量血液中的血糖值，因此與傳統抽血檢測可能會有些誤差。因此**CGM主要用於觀察「飲食前後的血糖變化趨勢」，而非作為確診疾病的標準數據**。建議將其作為血糖管理的輔助工具，而非唯一的診斷依據。

個人實測數據，並非適用於所有人

這一系列的實驗數據，僅為少數個案的分析，主要用於探索不同食物對血糖的影響，但這並不代表所有人都會有相同的反應。由於每個人的基礎代謝、胰島素敏感度、腸道菌相、遺傳體質等因素都不同，因此，建議在進行飲食調整前，與營養師或醫療專業人員討論，制定適合個人健康狀況的飲食計畫，以確保調整方式適合自身需求。

血糖管理的適用族群與功能性

從預防醫學的角度來看，即使你目前血糖數值仍在正常範圍，但若呈現「偏高趨勢」或存在某些健康風險因子，仍應積極關注與改善血糖狀況。以下族群特別需要檢視飲食與血糖的關係，並及早做出調整：

- **血糖處於正常偏高者：**如空腹血糖已瀕臨90~99 mg/dL，就算還沒破百，就可能已經有潛在的胰島素阻抗風險。
- **四十歲以上族群：**因為年齡增長，胰島素敏感度可能下降，需要更細緻的血糖管理。
- **亞健康族群：**如疲勞、肥胖、脂肪肝、三高前期，透過調整飲食與生活方式，可有效預防代謝性疾病。
- **希望提升健康狀態的人：**不論是運動族群、減脂需求者，還是想要讓身體維持最佳機能的人，都應該關注血糖穩定性與飲食選擇，才能讓身體保持最佳運作狀態！

居家三餐、便利商店：「無感習慣＋爭議食物」無濾鏡實測

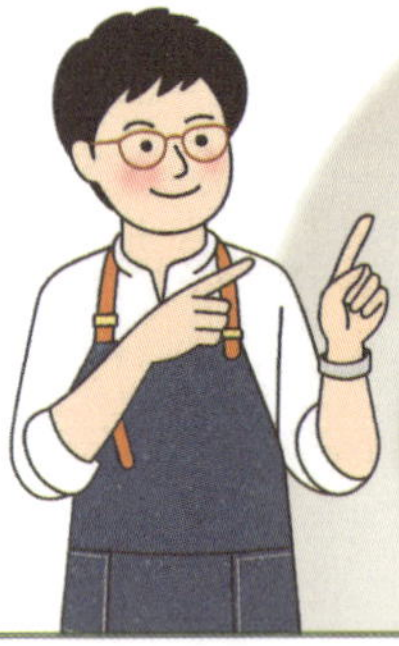

【實測1】

早餐對決：均衡組合vs.外食麵線，血糖差很大

• 阿寶師早餐：97 → 117 升幅20 Good!

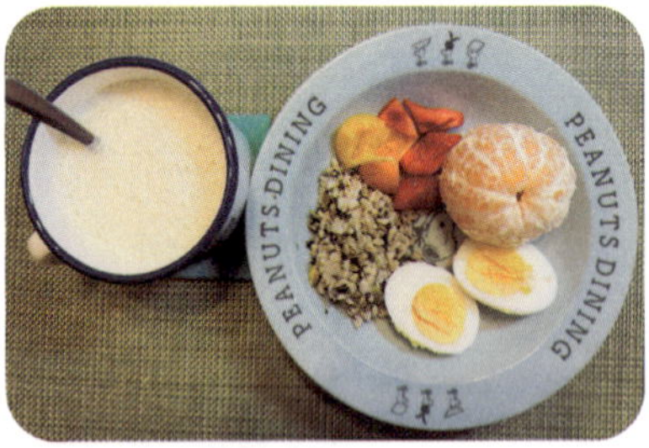

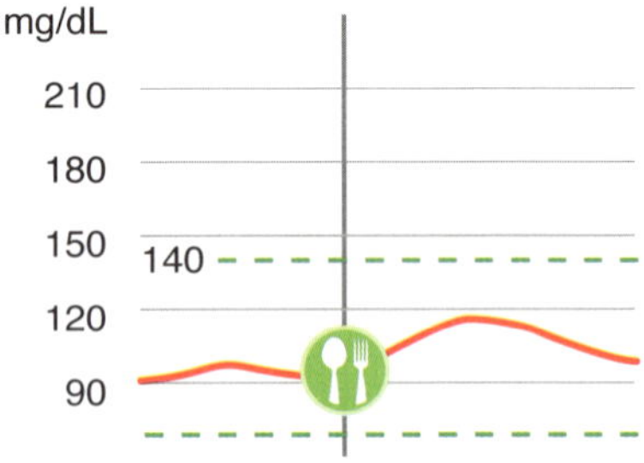

+20mg/dL　餐前97→餐後最高117

• 大腸麵線：106 → 166 升幅60

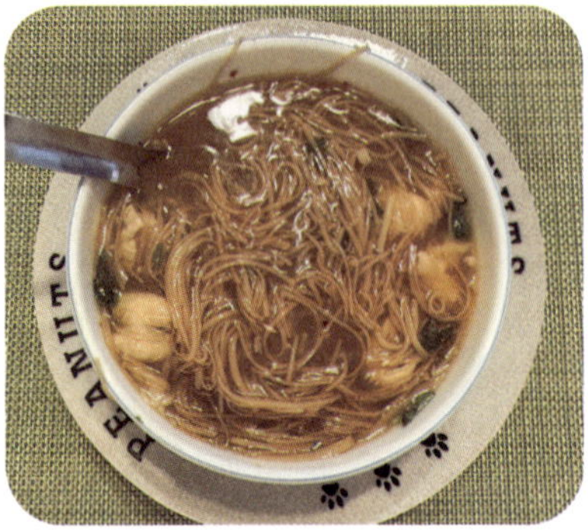

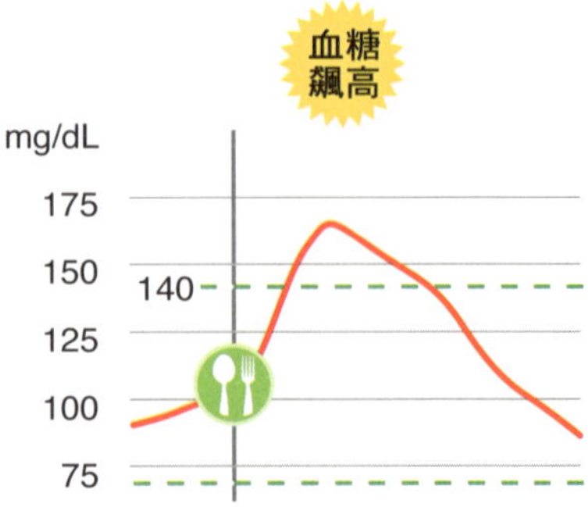

+60mg/dL　餐前106→餐後最高166

我非常注意早餐的內容，因為高營養密度的早餐，可以幫我維持一整天的精神、活力與情緒，讓我工作效率良好。

我平時的早餐是一個相對均衡且豐盛的組合，包括無糖豆漿、水煮蛋、蔬菜加橄欖油、一個拳頭大小的低甜度水果、蒸熟的燕麥粒和南瓜籽。這樣的搭配提供了優質蛋白質、健康脂肪、膳食纖維和低GI碳水化合物。結果血糖變化相當平穩，從97上升到117，沒有過大的波動，屬於理想的血糖反應。

相比之下，我有些個案很喜歡在早餐吃大腸麵線這類的小吃，但這類早餐對血糖的影響就大不相同。實測發現，吃完大腸麵線後，血糖從106飆升到166，比我的均衡早餐高出不少。這樣的血糖波動代表餐後血糖快速上升，可能伴隨後續的血糖回落過快，導致下一波飢餓感會提早出現，甚至影響全天的能量穩定。

這兩種早餐的最大差異，來自於食材的組成與GI值（升糖指數）。均衡早餐含有蛋白質（無糖豆漿、蛋）、健康脂肪（橄欖油、南瓜籽）和膳食纖維（蔬菜、燕麥粒），能夠延緩碳水化合物的吸收，讓血糖上升速度較慢。而大腸麵線的主要成分是麵粉製成的細麵線，屬於精緻碳水化合物，容易讓血糖迅速飆升。雖然大腸本身含有蛋白質，但分量通常不多，且湯底可能含有勾芡或高鈉調味，也容易影響血糖反應。

阿寶師的建議

- **早餐蛋白質很重要：**就算吃麵食類，也要加一顆水煮蛋或無糖豆漿，提升蛋白質攝取，延緩血糖上升。
- **選擇湯底不勾芡：**盡量選沒有勾芡的麵線或減少分量的攝取，避免隱藏的精緻澱粉。
- **搭配一盤清燙青菜：**食用蔬菜類食材可增加膳食纖維，在吃麵線前，先吃一盤青菜，幫助穩定血糖。

早餐對於一天的血糖穩定至關重要，這次的均衡早餐與大腸麵線PK，結果相當明顯，也再次印證了飲食的組成對血糖影響有多大。

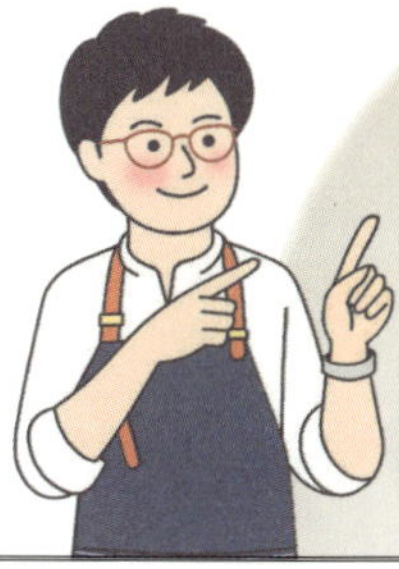

【實測 2】

便利商店早餐選擇，哪種對血糖友善？

• **無糖豆漿＋雞肉飯飯糰：88 → 206** 升幅118

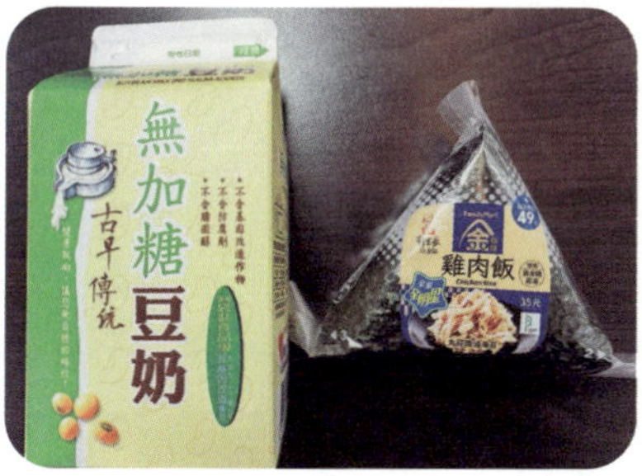

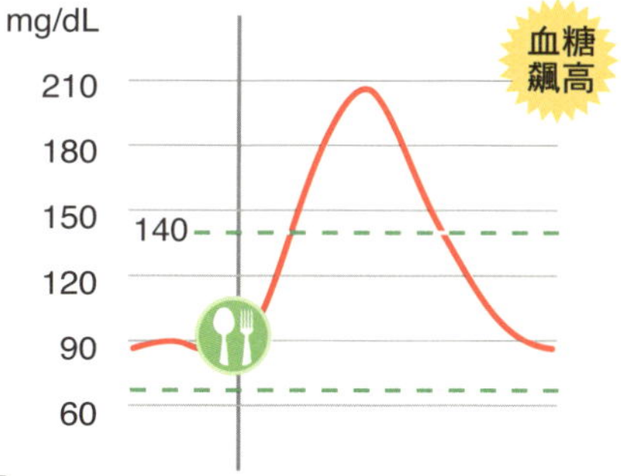

+118mg/dL　餐前88→餐後最高206

• **無糖豆漿＋烤雞三明治：91 → 131** 升幅40

Good!

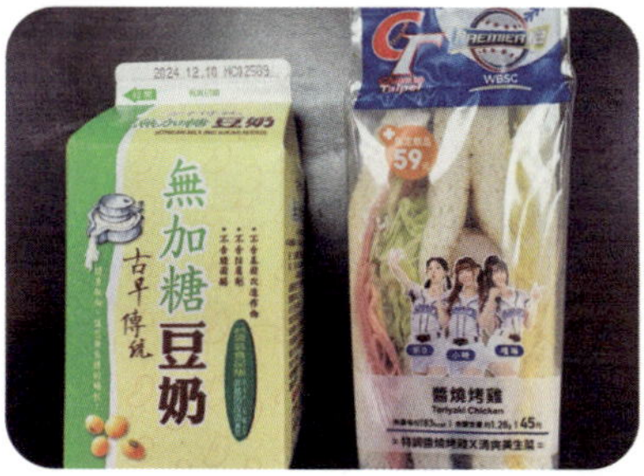

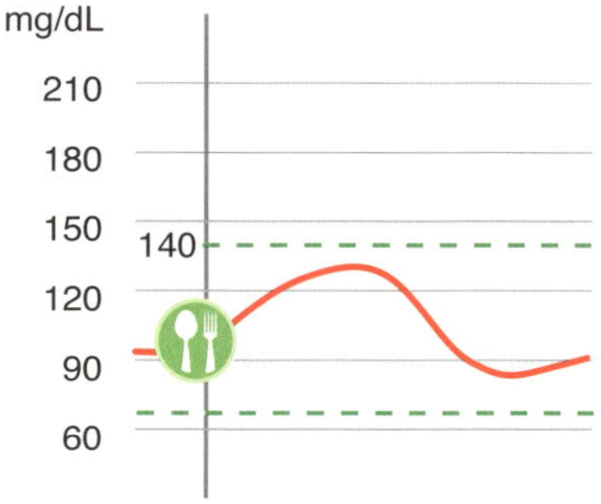

+40mg/dL　餐前91→餐後最高131

這兩種早餐應該是大家都很熟悉的選擇，因為在便利商店隨手就能買到，既方便又快速。而且，看起來已經搭配了無糖豆漿，理論上應該比單吃麵線對血糖更友善吧？但這次的測試結果，卻給了我不少意外的「驚喜」！

這次我特別選擇了雞肉類的早餐來測試，分別是雞肉飯飯糰和烤雞三明治，看看對血糖的影響有多大。結果發現，雞肉飯飯糰的血糖飆升程度超乎我的預期，從88一路衝到206，升幅高達118，變化非常劇烈！而烤雞三明治的血糖則從91上升到131，升幅40，相對來說算是可接受的範圍。

阿寶師的建議

為什麼飯糰會讓血糖升得這麼快？關鍵就在於這份早餐幾乎沒有膳食纖維，再加上飯糰的米飯壓得比較緊密，除了碳水化合物分量多，消化吸收速度也很快，就算有無糖豆漿先墊底，血糖的衝擊還是相當大。

相較之下，烤雞三明治的血糖升幅較小，可能的原因包括：三明治的麵包相對飯糰來說，體積較蓬鬆，雖然麵包是精緻碳水，但是碳水化合物分量較少；同時，內餡的烤雞提供了一定分量的蛋白質與脂肪，有助於延緩血糖上升。因此，如果要在便利商店選擇相對友善血糖的早餐，烤雞三明治會比飯糰來得好。

- **如果吃飯糰，建議搭配纖維與蛋白質：**建議搭配便利商店的茶葉蛋與生菜沙拉（選擇和風醬而非濃稠的凱薩醬），提供額外的纖維與蛋白質，幫助穩定血糖。
- **優先選擇糙米、紫米等全穀雜糧類的現做飯糰：**精緻白米製作的飯糰容易造成血糖快速飆升，全穀雜糧類可以增加膳食纖維，幫助延緩血糖上升速度，但是飯量一定要控制得當。
- **避免內餡過鹹、過甜的飯糰：**許多便利商店的飯糰內餡，如照燒雞、滷肉或咖哩口味，通常含有較多的醬汁與糖分，會加重影響血糖變化，建議選擇較清淡的雞肉或鮭魚口味。
- **三明治比飯糰相對好一些：**但仍要注意麵包的種類。雖然測試結果顯示烤雞三明治的血糖波動較小（烤雞的蛋白質含量較高），但如果選擇的是白吐司製作的三明治，仍可能導致血糖快速上升，建議選擇全麥麵包會更理想。如果是現做的三明治，請老闆讓你特製，不要抹任何的美乃滋醬料，也不要加番茄醬，以減少額外的糖分與油脂。
- **無糖豆漿不是萬能，仍需注意配餐比例：**整體餐點的營養比例很重要，無糖豆漿雖然可以提供蛋白質，幫助緩和血糖變化，但如果搭配的是高升糖指數的主食（如白飯飯糰），還是無法完全抵消血糖的影響。因此，飲食的整體搭配仍然是關鍵。

如果早餐真的只能在便利商店解決，建議選擇烤雞三明治搭配無糖豆漿，或是搭配蛋白質（如茶葉蛋）與膳食纖維豐富的食物（如生菜沙拉），這樣不僅能穩定血糖，也能維持較長時間的飽足感，讓一天的能量更穩定！

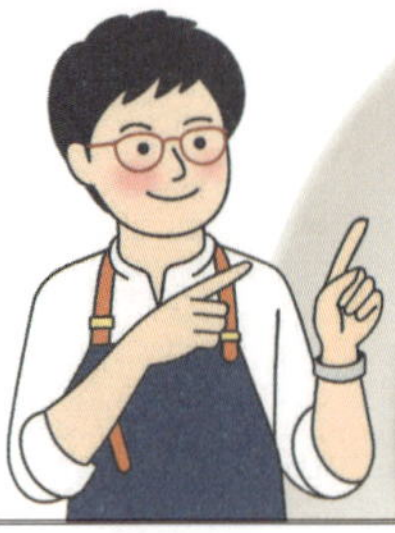

【實測 3】

饅頭比一比，哪款血糖影響最小？

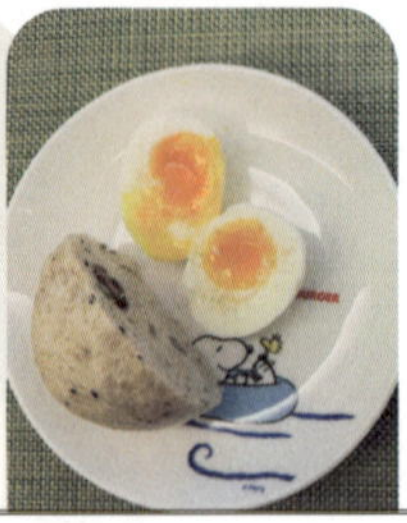

〔血糖正常者測試〕

• **黑糖堅果饅頭：**

99 → 144 〈升幅45〉

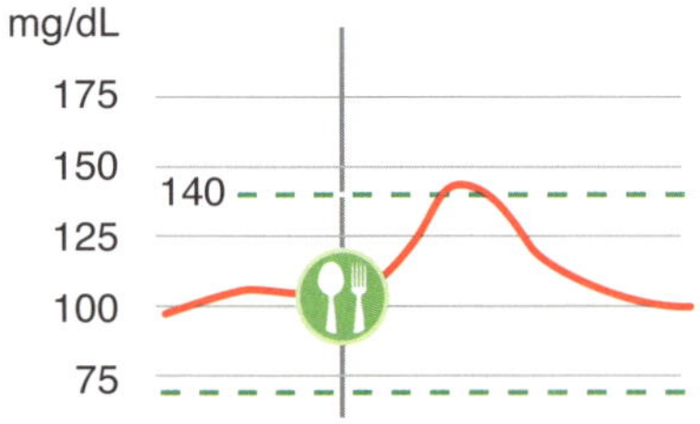

黑糖堅果饅頭 60g（2份碳水）

+45mg/dL 99→144
HbA1c = 5.2%
未服用藥物，未服用營養品

• **無糖堅果饅頭：**

92 → 143 〈升幅51〉

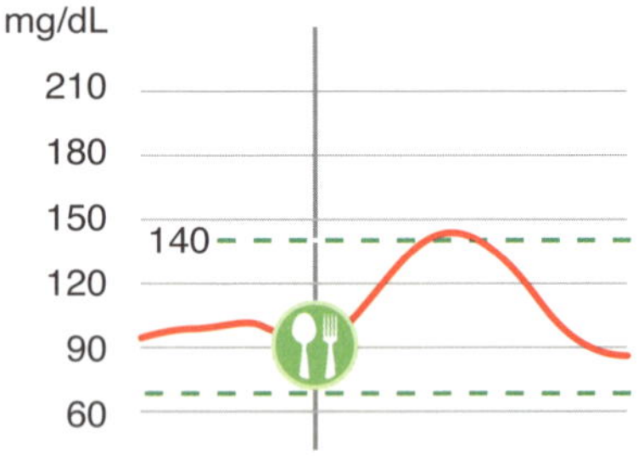

無糖堅果饅頭 60g（2份碳水）

+51mg/dL 92→143
HbA1c = 5.2%
未服用藥物，未服用營養品

〔糖尿病前期者測試〕

• **黑糖堅果饅頭：**

血糖不穩者容易飆高！

89 → 195 〈升幅106〉

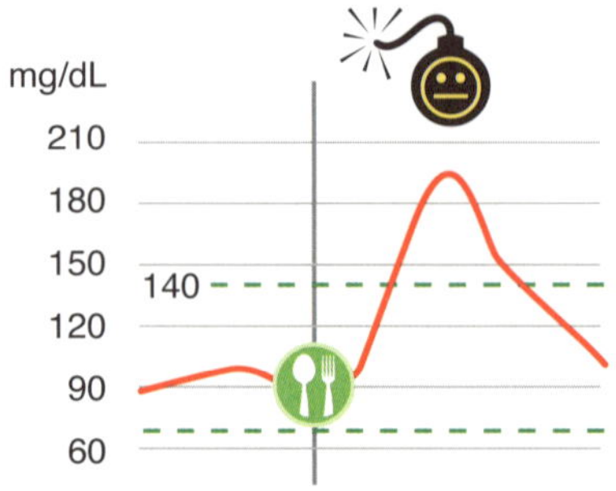

黑糖堅果饅頭 60g（2份碳水）

+106mg/dL 89→195
HbA1c = 6%（糖尿病前期）
未服用藥物，未服用營養品

• **無糖堅果饅頭：**

95 → 147 〈升幅52〉

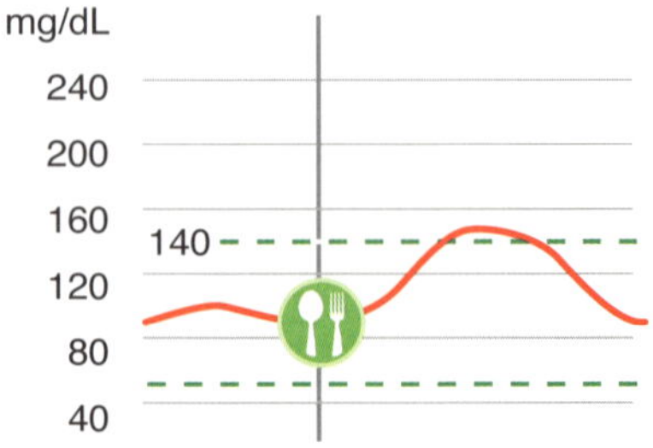

無糖堅果饅頭 60g（2份碳水）

+52mg/dL 95→147
HbA1c = 6%（糖尿病前期）
未服用藥物，未服用營養品

營養師都說「無糖」比較好，要連饅頭也選無糖嗎？對血糖穩定來說，有沒有比較好？我規劃了一個小型實驗：

兩位受試者

一位是正常血糖（HbA1c 五・二％），一位是糖尿病前期（HbA1c 六％），兩位都未服用降血糖藥物，兩週前也都未服用營養品。

實驗設計

比較兩種饅頭——黑糖堅果饅頭、無糖堅果饅頭對於血糖變化的差異，分別在兩天早餐各吃60克（兩份碳水），並搭配一顆水煮蛋與一杯無糖豆漿（共三份蛋白質），模擬大家常吃的早餐型態。同樣的人烹調，同樣時間點食用，都是先吃蛋白質後吃碳水，食用時間約二十分鐘。

實驗結果

- **血糖正常者：**吃黑糖堅果饅頭，餐前血糖99，血糖峰值（也就是血糖最高點）144。如果是吃無糖堅果饅頭，餐前血糖92，血糖峰值143。結果發現不管饅頭有無加黑糖，兩者結果是差不多的。
- **糖尿病前期者：**吃黑糖堅果饅頭，餐前血糖89，血糖峰值（也就是血糖最高點）195。如果是吃無糖堅果饅頭，餐前血糖95，血糖峰值147。結果顯示，吃黑糖堅果饅頭，會造成血糖快速飆升，血糖峰值較「無糖」多了48，波形面積變大！結果讓我們很驚訝，因為黑糖饅頭吃起來並沒有特別甜啊，為了確保數值有參考性，決定做二次實驗，再吃一次黑糖堅果饅頭，結果都是類似的。

- **跟無糖堅果饅頭相比：**添加黑糖的饅頭竟讓糖尿病前期者的血糖飆得這麼高，我認為可能有以下兩個原因：

首先，糖尿病前期者的細胞對胰島素的反應減弱，細胞無法有效吸收血液中的葡萄糖，以及胰臟Beta細胞功能可能受損，分泌胰島素的功能下降，導致血糖大幅上升。

再者，黑糖饅頭含糖量的影響原因，除了使用的是麵粉，黑糖也是很好吸收的糖分，迅速吸收的結果會造成更大的血糖波動。反觀血糖正常者，由於功能較為正常，胰島素與細胞都有能力處理，緩衝了血糖的波動。

阿寶師的建議

- **「血糖正常者」，黑糖堅果饅頭與無糖堅果饅頭影響相近，但仍建議：**
  - **避免過量攝取黑糖饅頭：**雖然短期內血糖波動不大，但長期仍可能影響胰島素敏感度，建議適量食用。

◎**關注整體飲食搭配：**雖然這次實測中，饅頭與蛋白質的搭配讓血糖變化較穩定，但如果是單獨吃黑糖饅頭（沒有蛋白質與脂肪），血糖可能會升得更快。

◎**優先選擇含堅果或全穀雜糧的饅頭：**這類饅頭的膳食纖維含量較高，可以幫助減緩血糖上升速度。

- **「糖尿病前期或糖尿病患者」，要謹慎食用黑糖饅頭，並注意以下事項：**

◎**選擇無糖或低糖的饅頭：**避免額外的黑糖添加，以降低血糖劇烈波動的風險。坊間也有添加豆渣的無糖雜糧饅頭，我覺得這是更好的選擇！

◎**控制饅頭的分量：**60克（約兩份碳水）已經會明顯影響血糖，若是血糖波動較大者，可以進一步減少饅頭的分量，如改為30克。

◎**搭配蛋白質與健康脂肪：**蛋白質（無糖豆漿＋水煮蛋）可以緩和血糖波動，因此，吃饅頭時一定要搭配蛋白質與健康脂肪，如雞蛋、無糖優格、無調味堅果等，以延緩血糖上升速度。

因此，如果已經是血糖代謝異常的朋友，由於身體無法一下子處理過多的糖分，最好還是盡量減少食物中的糖分（選擇減糖或是無糖）。可以試試自己吃不同種類的饅頭後的血糖變化，分量上也可依自己的數據再做精準的拿捏，找到最適合自己的飲食方式。

【實測 4】

地瓜很健康，可以盡量吃？血糖數據來驗證

• 蒸地瓜作為早餐碳水：106 → 159 〈升幅53〉

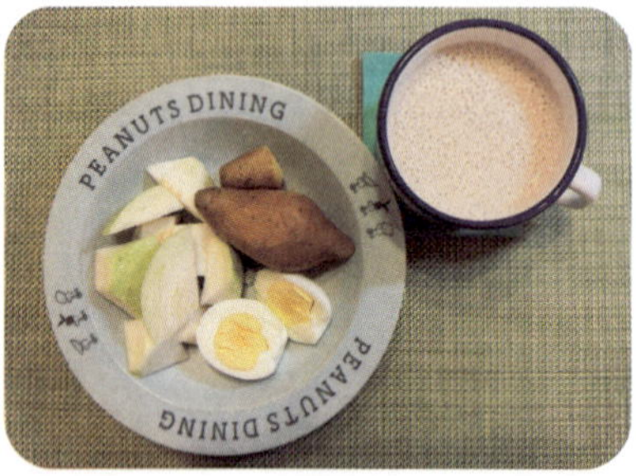

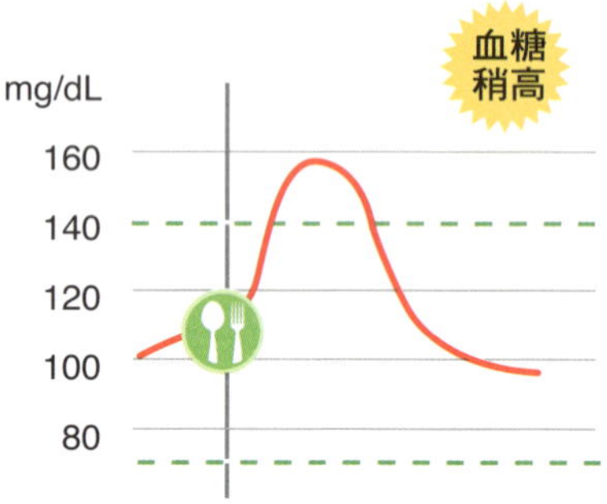

+53mg/dL　餐前106→餐後最高159

• 烤地瓜作為早餐碳水：99 → 179 〈升幅80〉

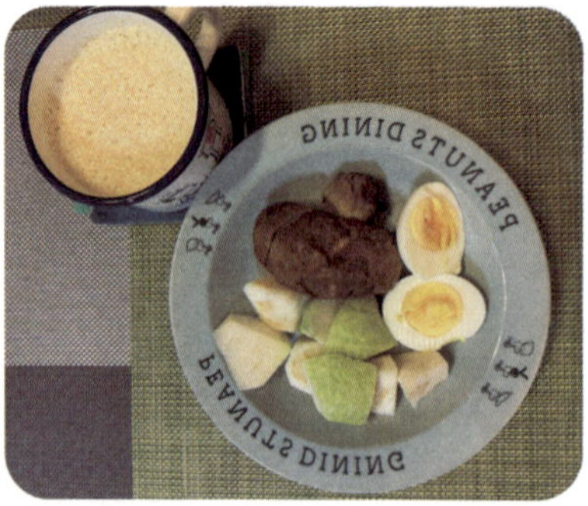

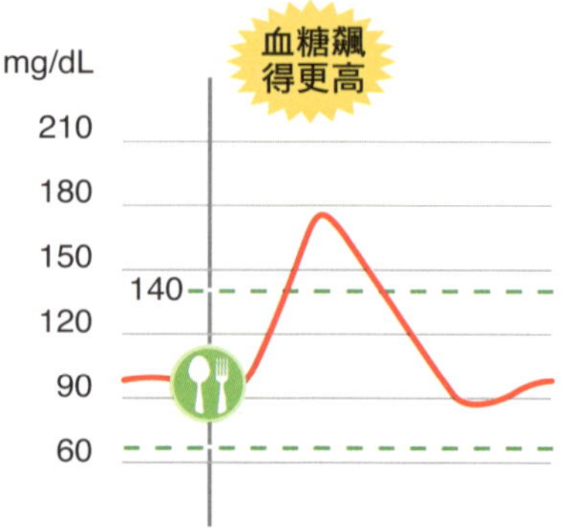

+80mg/dL　餐前99→餐後最高179

地瓜是一種營養價值豐富的天然食物，不同顏色的地瓜，營養成分也有所不同！黃色或橘紅色的地瓜富含類胡蘿蔔素，而紫心地瓜則擁有豐富的花青素，其中的矢車菊素（Cyanidin）和芍藥素（Peonidin）是很棒的抗氧化物質，可對抗身體老化與發炎反應。

不過，吃地瓜也要注意分量的控制。隨著地瓜品種的改良，現在地瓜越來越甜了，和許多水果一樣，糖分含量提高，對血糖的影響也變得更顯著。我透過CGM進行了一個簡單的實測，探討蒸地瓜與烤地瓜對血糖的影響是否有所不同。

這次的測試方式是：兩天早餐內容完全相同，都是地瓜＋水煮蛋＋無糖豆漿＋芭樂，唯一的變數是地瓜的烹調方式。第一天吃烤地瓜：結果顯示血糖從99上升到峰值179，增加了80。第二天吃蒸地瓜：血糖從106上升到峰值159，增加了53。

這個結果很有意思！同樣的重量與早餐內容，但烤地瓜讓血糖峰值高出20，顯示「烹調方式」確實會影響地瓜的升糖反應。這可能與烘烤過程中澱粉結構的變化有關，使其更容易被消化、吸收，進而造成血糖波動更大。

阿寶師的建議

- **地瓜雖健康，分量仍需控制：**隨著品種改良，地瓜的甜度越來越高，糖分含量也提升，因此不建議當作「無限量吃的減肥食物」，分量上一定要拿捏得當，以減少血糖波動（可以從50克開始嘗試）。如果已經攝取其他碳水來源（如飯、麵），地瓜的量要適量調整，避免碳水過量。

- **烹調方式影響血糖，優先選擇蒸地瓜：**高溫烘烤過的地瓜，比蒸地瓜更容易讓血糖飆升，這是因為烘烤過程讓地瓜的澱粉結構改變，更容易被消化吸收。因此血糖不穩定者，建議選擇蒸地瓜或煮地瓜，並且留意不要蒸煮過久，避免血糖大起大落。**再者建議冷藏後再吃**，因為降成低溫能部分形成「抗性澱粉」，可稍減緩血糖上升速度。**地瓜連皮一起吃**，攝取到更多膳食纖維，有助於血糖穩定與腸道健康。
- **搭配蛋白質與好油，穩定血糖：**地瓜本身是碳水化合物，如果單獨食用，容易讓血糖上升較快，一定要搭配優質蛋白質（如水煮蛋、雞肉、豆製品）和健康脂肪（如堅果、橄欖油、酪梨），幫助延緩碳水化合物的吸收，降低血糖波動，同時維持更長久的飽足感。

地瓜雖然健康，但吃對方式更重要，這樣才能真正享受到它的營養價值，同時維持血糖穩定！

【實測 5】

香蕉含糖高，是不是都不能吃？

• 生香蕉（較青綠）：91 → 134 升幅43

Good!

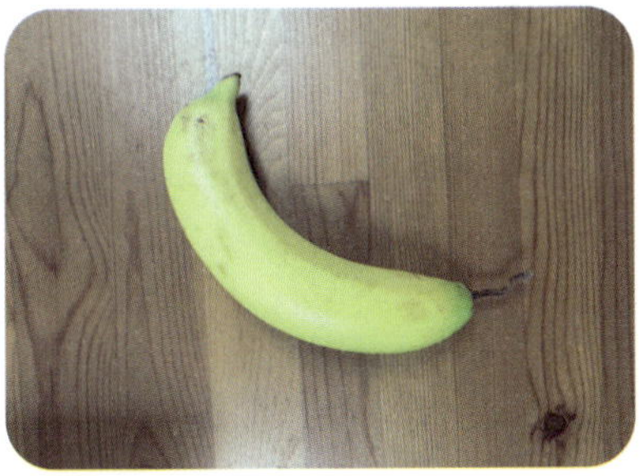

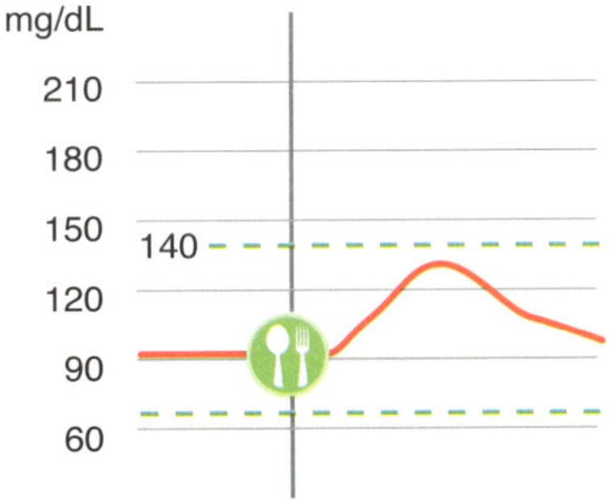

+43mg/dL　餐前91→餐後最高134

• 熟香蕉（帶斑點）：93 → 174 升幅81

血糖飆高

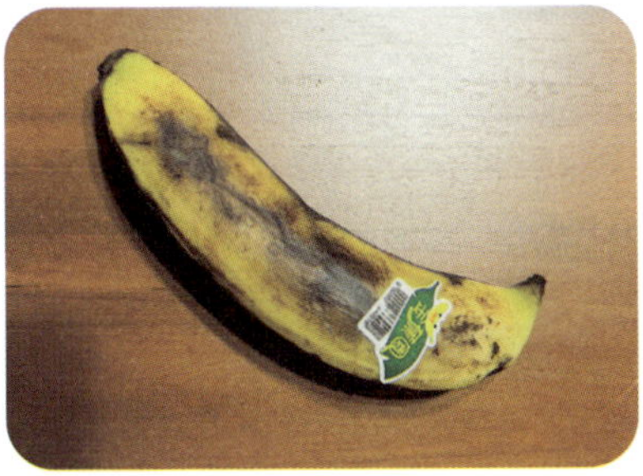

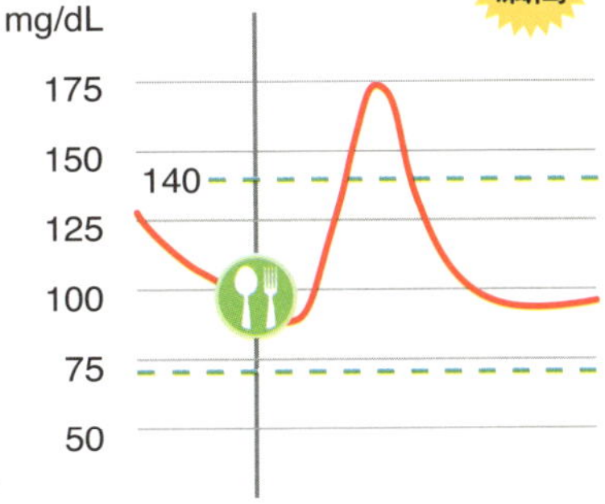

+81mg/dL　餐前93→餐後最高174

香蕉是一種常見又方便的水果，許多人喜歡當作早餐、運動補給或點心，但其實，香蕉的熟度也會影響血糖的變化！生香蕉與熟香蕉的升糖影響完全不同，特別是對於血糖不穩定或有代謝問題的人來說，**挑對香蕉的熟度**才是關鍵！

生香蕉與熟香蕉的實驗結果顯示，熟香蕉因為澱粉轉化為小分子糖分（果糖、葡萄糖）比例較高，容易導致血糖快速上升，而生香蕉（特別是綠香蕉）含有較多的抗性澱粉，消化吸收速度較慢，對血糖的影響較小。

阿寶師的建議

- **血糖不穩定者（糖尿病前期或血糖易波動者）**
  - **優先選擇生香蕉**：因為抗性澱粉較高，消化較慢，不易造成血糖劇烈波動。抗性澱粉能在大腸中被發酵，具有益生質效果，有助腸道菌相健康。
  - **建議搭配蛋白質或健康脂肪**：如無糖優格、無調味堅果，減緩升糖速度。
- **有便秘問題者**
  - **優先選擇熟香蕉**：熟香蕉的果膠（Pectin）與水溶性纖維較高，有助於腸道蠕動，適合腸胃較敏感、容易便祕的人。

○**生香蕉可能會加重便祕問題：**抗性澱粉較多，但吸水性強，如果便祕是因為腸道蠕動較慢，加上水分攝取不夠，可能反而讓糞便更乾硬、不易排出，因此不建議大量食用生香蕉。

● **腸道敏感或腸躁症患者**

○**優先選擇熟香蕉：**生香蕉的抗性澱粉會在腸道內發酵，雖然發酵過程有助腸道好菌生長，卻更容易導致腹脹、產氣。如果腸道比較敏感、容易脹氣或有腸躁症（IBS），不要挑太生的香蕉，或是減少食用量，並觀察腸胃反應。因此消化功能較弱的長輩或小孩也不建議吃過生的香蕉，以免引起脹氣或消化不良。

● **運動補充者**

○**運動前選熟香蕉：**如果需要快速補充能量，熟香蕉是較佳選擇，因為糖分較高，能夠快速補充能量。

○**運動後選生香蕉：**如果希望延長飽足感，可以選擇較生的香蕉，抗性澱粉能讓能量釋放較為平穩，避免血糖劇烈波動。

香蕉雖然是天然的原型食物，但不同熟度會影響血糖與腸道健康，找到適合自己體況和需求的吃法，才能真正發揮它的營養價值！

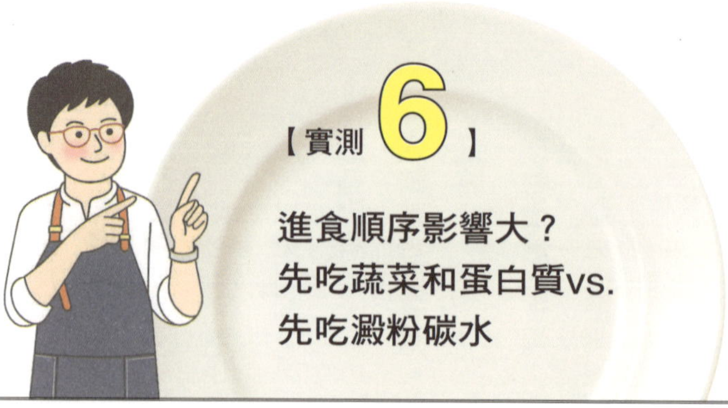

【實測 6】

進食順序影響大？先吃蔬菜和蛋白質vs.先吃澱粉碳水

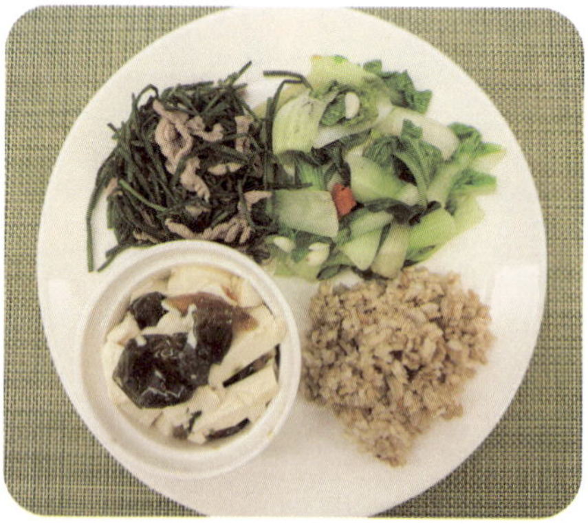

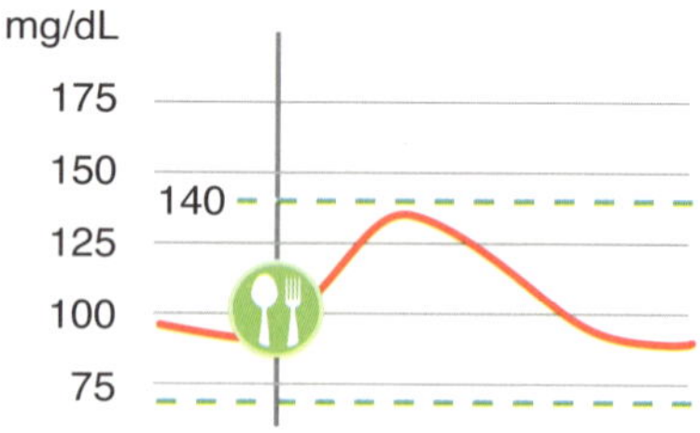

Good!

• **先吃蔬菜和蛋白質，再吃碳水：96 → 137** 升幅41

+41mg/dL 餐前96→餐後最高137

• **先吃澱粉碳水：**

94 → 173 升幅79 血糖飆高

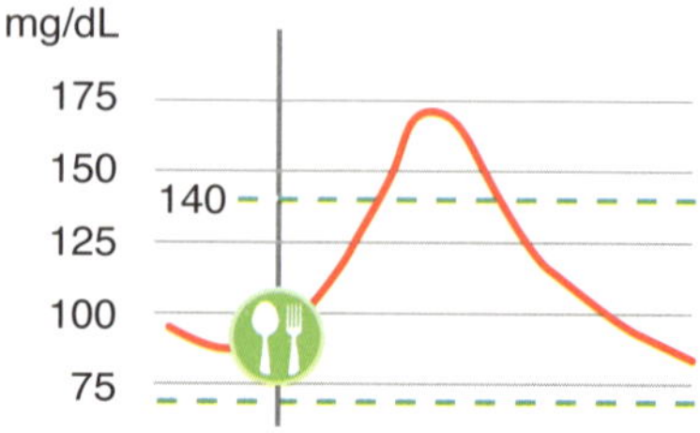

+79mg/dL 餐前94→餐後最高173

相信很多人都聽過「先吃蔬菜和蛋白質，再吃碳水化合物（澱粉）」有助於穩定血糖，但這種進食順序到底能影響多少呢？帶著這個疑問，我親自做了一個實測，結果讓我大吃一驚！

這次測試的餐點內容完全相同，都是211餐盤的均衡組合：一份青菜、一份青菜炒肉絲、一份皮蛋豆腐，再加上半碗雜糧飯。唯一的變數就是進食順序。

第一天，我遵循「先吃蔬菜和蛋白質，再吃碳水」的原則，先吃完蔬菜和蛋白質大約一半後，才開始吃米飯。結果血糖變化非常平穩，從96上升到最高137，波動幅度不大。

第二天，我刻意顛倒順序，一開始就先吃完所有的米飯，然後再吃蔬菜和蛋白質。沒想到血糖竟然從94直接飆升到173，升幅高達79，這個結果讓我相當震驚！

這次實測清楚證明，進食順序真的會影響血糖反應：

- 蔬菜中的膳食纖維可以延緩碳水化合物的消化，減少葡萄糖的快速釋放，讓血糖變化較緩慢。
- 蛋白質與健康脂肪有助於延長胃排空時間，讓身體有更充足的時間調節血糖，不會一次釋放過多葡萄糖。
- 碳水化合物如果先吃，沒有纖維與蛋白質「墊底」，容易快速消化吸收，造成血糖急劇上升，進而影響胰島素的敏感度，長期可能導致胰島素阻抗、肥胖和代謝問題。

阿寶師的建議

- **吃飯時的最佳進食順序：** 上半場先吃青菜與蛋白質食物，下半場再吃碳水化合物（如米飯、根莖類、麵食）。先吃蔬菜、蛋白質與健康脂肪，提供膳食纖維，延緩碳水化合物的吸收，增加飽足感，平穩血糖。最後才吃碳水化合物，避免血糖飆升。
- **哪些族群特別適合遵循這個進食順序？**
  - ○ **血糖控制不佳、糖尿病前期或胰島素阻抗者：** 這種進食方式可以有效降低餐後血糖波動，減少胰島素的負擔。
  - ○ **想減重或控制體脂的人：** 先吃蛋白質與纖維，可以增加飽足感，減少進食過量的可能性，避免碳水攝取過多導致脂肪囤積。
  - ○ **容易餐後昏沉、精神不濟者：** 可減少血糖劇烈波動，有助於維持穩定的能量狀態，避免餐後嗜睡或疲勞。

【實測 7】

麵類選擇指南：哪種麵條較不會讓血糖飆升？

- **海鮮義大利麵：99 → 133**（升幅34）Good!

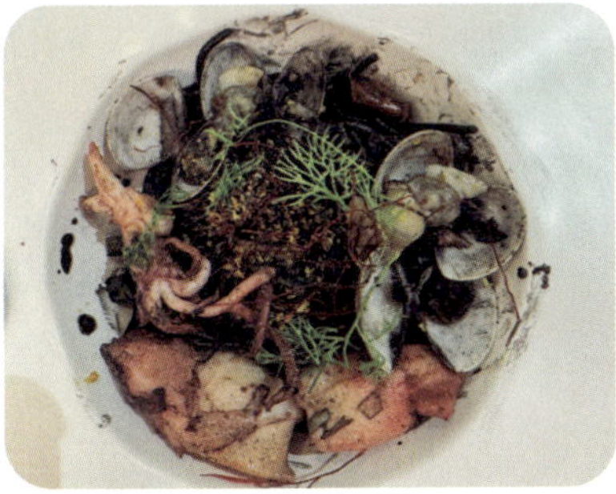

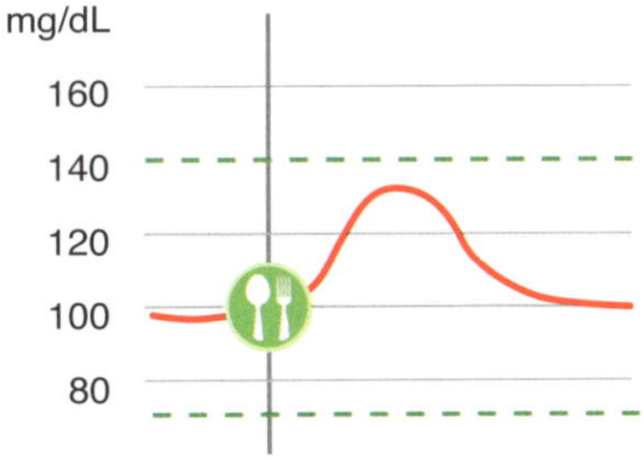

+34mg/dL　餐前99→餐後最高133

- **紅燒牛肉麵：97 → 217**（升幅120）

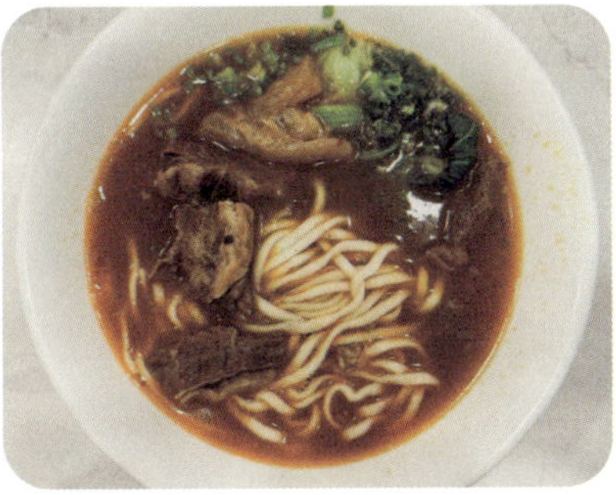

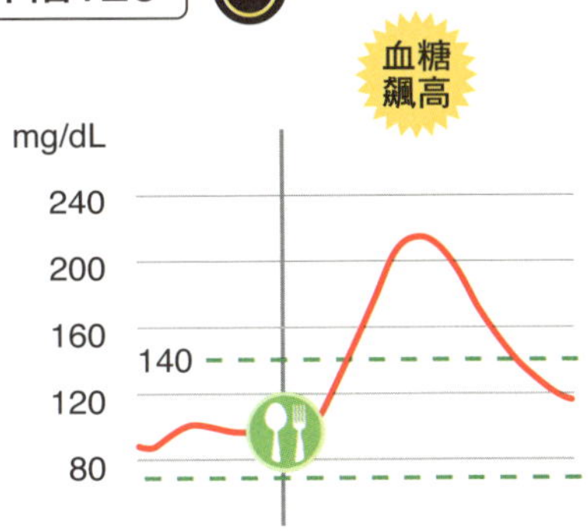

+120mg/dL　餐前97→餐後最高217

牛肉麵可以說是台灣人最愛的麵食之一，無論是紅燒還是清燉，每個人都有自己喜歡的口味；大家也很喜歡吃義大利麵，是聚餐的好選擇。這些麵食對血糖的影響到底有多大？

這次我透過實測，比較了紅燒牛肉麵與海鮮義大利麵對血糖的影響。實測結果顯示，兩者麵食對血糖的差異相當明顯：海鮮義大利麵的血糖從99升到133，波動較小，血糖較為穩定。紅燒牛肉麵從97飆升到217，升幅竟高達120，血糖飆升幅度驚人！

為什麼牛肉麵對血糖的影響這麼大？關鍵在於白麵的高GI值以及牛肉湯的隱藏糖分（如冰糖與醬油），如果連湯都喝完，血糖上升的幅度一定更加劇烈！相比之下，義大利麵的GI值較低，加上我特別是選擇清炒類型，血糖波動會較為平穩。

阿寶師的建議

- **盡量選擇低GI指數的麵類**
  - **優先選擇義大利麵：**尤其是全麥或高蛋白義大利麵，或是純蕎麥製成的蕎麥麵，它們的GI值較低，較能穩定血糖。
  - **避免白麵條、河粉、意麵、陽春麵：**這些通常是精緻澱粉，容易快速消化，導致血糖飆升。
- **選擇適合的醬料與烹調方式**
  - **最佳選擇為清炒類型的義大利麵：**橄欖油、大蒜、墨魚汁清炒的義大利麵，血糖影響較小。避免過多勾芡或高糖高油醬汁（如白醬），也要避免焗烤類義大利麵。

◦ **避免飲用過多糖分較高的湯汁**：如牛肉麵通常含有較多冰糖與醬油，會使血糖快速飆升。如果吃牛肉麵，建議少喝湯，麵的量減半。

● **增加蛋白質，幫助穩定血糖**

◦ **海鮮魚肉類麵食是較好的選擇**：例如鮮蝦、墨魚、花枝、蛤蠣、魚肉等海鮮類義大利麵，不僅提供蛋白質，還能幫助穩定血糖。避免只吃純澱粉加醬料的義大利麵，如茄汁義大利麵（如果沒有蛋白質，血糖影響會更大）。

◦ **吃牛肉麵時可搭配小菜**：一起搭配豆干、豆腐、滷蛋等蛋白質小菜，讓麵食不只是單純的碳水化合物攝取。

● **搭配蔬菜，增加膳食纖維量**

◦ **餐前先吃生菜沙拉**：可幫助延緩碳水化合物的吸收。建議選擇和風醬或橄欖油醋醬，避免高糖的千島醬、凱薩醬與蜂蜜芥末醬。若可要求，請店家將醬料另外放，自行控制用量。

◦ **吃牛肉麵時，多點一份青菜**：清燙的燙青菜或涼拌蔬菜搭配麵食，可增加纖維攝取，幫助血糖平穩。

如果真的想吃麵，該如何選擇比較不會影響血糖？該怎麼搭配食材，讓這一餐變得更健康？這次的測試結果，或許能讓你對麵食的選擇有新的思考！

【實測 8】

義大利麵的驚人結果：湯麵vs.乾麵

• 海鮮義大利麵：99 → 133 升幅34

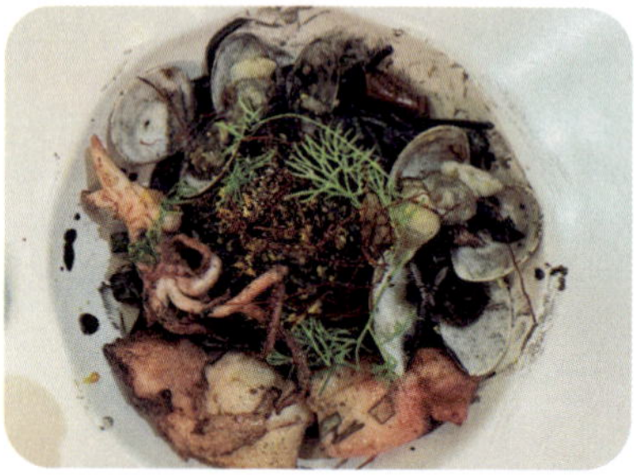

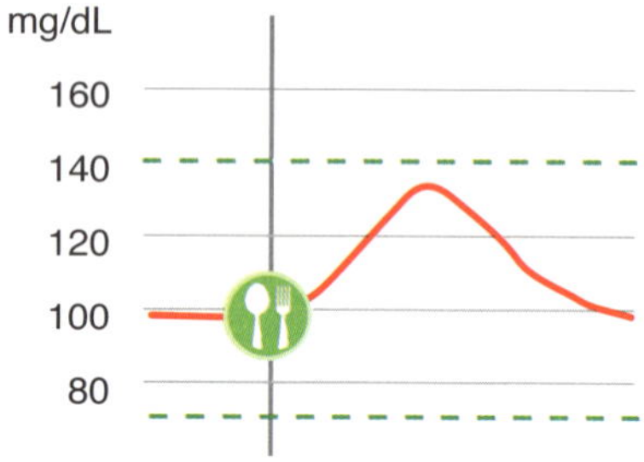

+34mg/dL　餐前99→餐後最高133

• 番茄海鮮義大利湯麵：92 → 167 升幅75

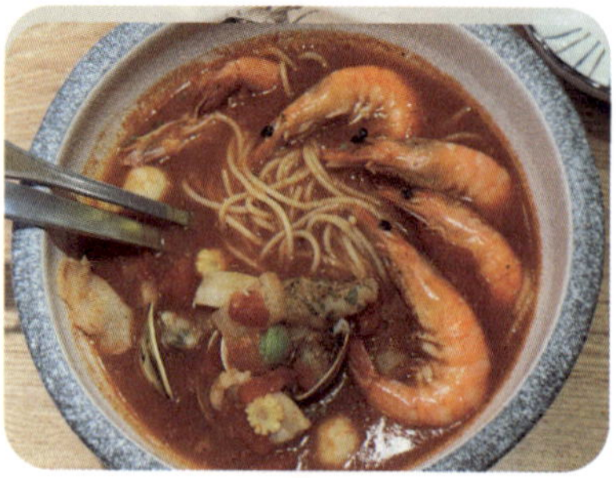

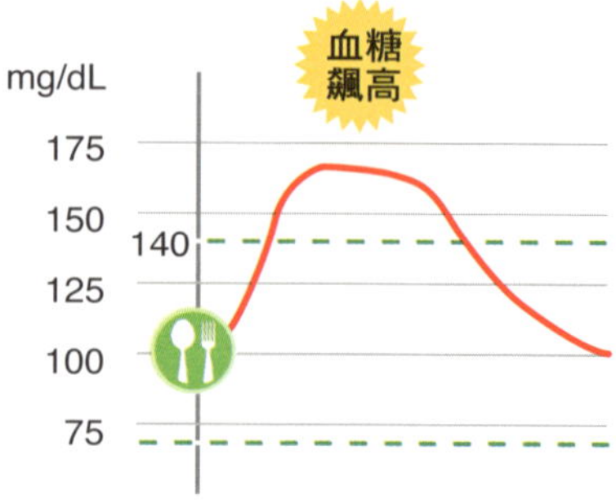

+75mg/dL　餐前92→餐後最高167

湯的義大利麵近來也成為大家喜愛的選項之一，口感滑順又暖胃，感覺好像比乾炒的義大利麵更清爽健康。但這次的實測結果卻顯示，湯的義大利麵對血糖的影響竟然遠超過乾麵！

原本根據之前的測試，義大利麵的GI升糖指數相對較低（特別是全麥或高蛋白義大利麵），對血糖的影響較小。然而，這次改成湯的義大利麵，血糖竟然從92飆升到167（升幅75），遠超過之前吃乾義大利麵的升幅！

為什麼湯麵的影響這麼大？由於煮的麵條會讓質地更軟爛，使得消化吸收速度加快，血糖更容易飆升。加上湯底即使選擇清湯，也可能隱藏額外的糖分，而推高血糖。

阿寶師的建議

- **優先選擇乾炒義大利麵，避免湯麵：**湯麵的澱粉較軟爛，更容易被消化，血糖上升速度快，乾炒義大利麵則保留部分的麵體結構硬度，讓消化速度變慢，減少血糖衝擊。如果真的想吃湯麵，建議選擇較耐嚼的全麥義大利麵或高蛋白義大利麵，可減少血糖波動。加上以橄欖油清炒的義大利麵，這層油脂能延緩胃排空速度，讓葡萄糖釋放較慢；而湯麵通常少了這道「好油屏障」，因此碳水化合物更容易迅速消化吸收。
- **少喝湯，避免隱藏糖分：**番茄湯底或清湯看似健康，但可能添加額外的糖分，尤其是酸度較低、喝起來偏甜的湯，可能已經添加糖來平衡口感。建議少喝湯，或選擇在家自己煮，單純用新鮮的牛番茄而非含糖番茄醬，避免不必要的糖分攝取。

- **麵條不要煮太久，選擇偏硬口感：**麵條煮得越軟，澱粉結構破壞越嚴重，消化速度變快，血糖上升幅度更大。選擇較耐嚼的義大利麵條，或是請老闆幫你特製：麵條偏硬一點（義大利語al dente：彈牙有嚼勁），不要煮太久。

這次的實測結果再次證明，義大利麵的健康程度不僅取決於食材，更取決於烹調與調味方式！只要選擇正確的吃法，就能在享受美味的同時，讓血糖保持穩定！

【實測 9】

大餐前快走30分鐘，血糖變化如何？

• 半小時快走後再吃大餐：96 → 125 〈升幅29〉 Good!

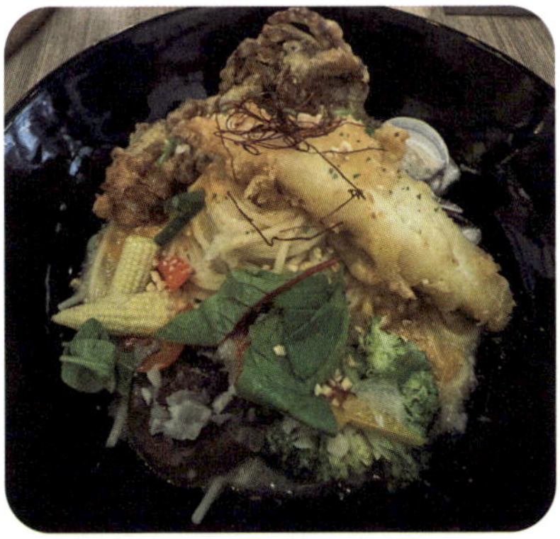

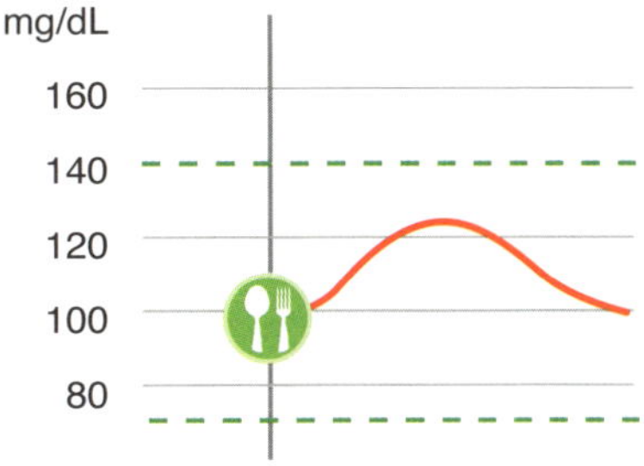

+29mg/dL　餐前96→餐後最高125

許多人擔心吃大餐後血糖會飆升，特別是當主食含有較多碳水化合物時，像是義大利麵、燉飯或牛肉麵。然而，這次的實測讓我發現，大餐前先進行適量運動，真的可以減少血糖波動！

這次的測試情境很簡單：原本計劃搭公車赴約跟大學同學聚餐，但因為公車要等很久，臨時動議改成快走三十分鐘（想說剛好順便運動），相當於一次小型的有氧運動。結果發現，喝完蘑菇湯跟吃完義大利麵後，血糖只從96上升到125（升幅29），遠比預期來得穩定！

阿寶師的建議

- **吃大餐前，先動一動，讓身體更能處理碳水化合物**
  - **大餐前適合的小運動**：如快走、慢跑、爬樓梯，可以增加肌肉對葡萄糖的吸收，減少血糖的劇烈波動。如在餐廳附近提早下車，步行到目的地；如果餐廳在中高樓層，選擇爬樓梯而非搭電梯，或是搭捷運選擇爬樓梯。
  - **運動的時間不需要太長**：十五～三十分鐘的中等或中高強度運動（如快走或爬樓梯）就能產生明顯效果。
  - **運動後的「肝醣儲存效應」**：運動後，身體對碳水化合物有更高的儲存效率，肌肉和肝臟的肝醣合成能力提升，以便快速補充能量儲備，這種狀態可維持數小時。這意味著中高強度運動後，即使是吃碳水化合物較多的餐點，與不運動相比，也較不容易讓血糖飆升。

重要提醒：若有糖尿病或血糖不穩定的狀況，請務必確保無低血糖風險，才適合進行餐前運動。建議先監測血糖狀態，並依照醫師或營養師建議執行運動與餐食安排。

- **大餐後的運動，也能幫助穩定血糖**
  - ○**餐後三十～六十分鐘內可做輕度運動：**如散步三十分鐘、超慢跑三十分鐘，有助於降低餐後血糖，比完全不動來得好。
  - ○**如果吃得比較多，可以增加運動強度：**如快走或爬樓梯，幫助消耗多餘的葡萄糖，避免囤積成脂肪。

這次的實測結果再次證明，適量運動對血糖管理有很好的幫助！對於想要穩定血糖、避免餐後血糖破表的人來說，這是一個簡單又有效的策略。下次吃大餐的前後，讓自己動一動，更有利於血糖的穩定！

【實測 10】宵夜選對了，避免血糖災難

• 堅果水果優格：113 → 121 〈升幅8〉 Good!

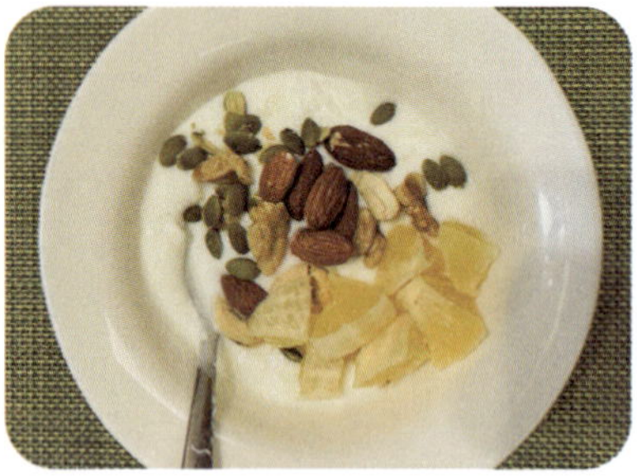

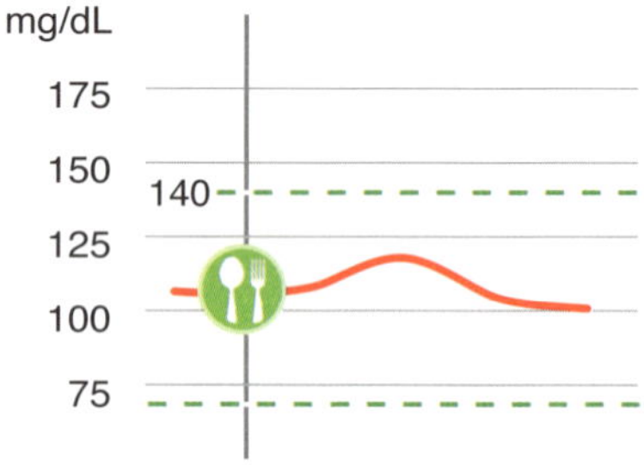

+8mg/dL　餐前113→餐後最高121

• 啤酒＋休閒零食：102 → 182 〈升幅80〉

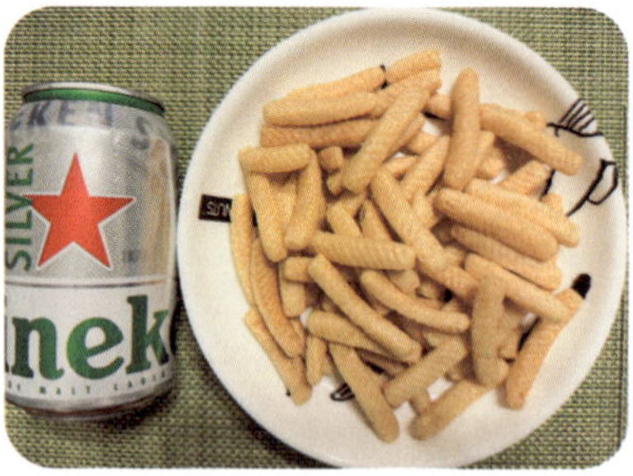

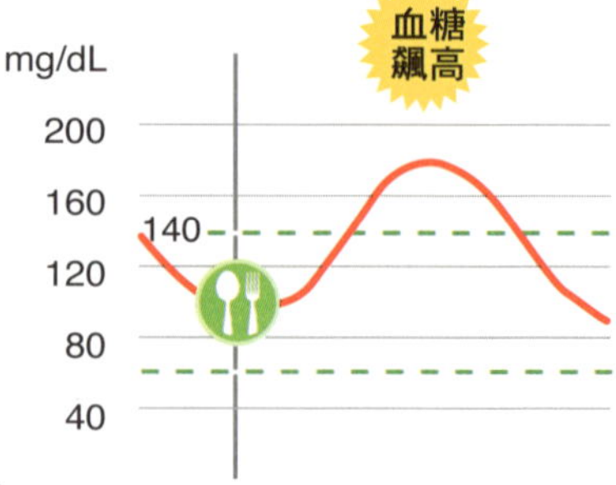

+80mg/dL　餐前102→餐後最高182

週末夜晚追劇、看球賽時，許多人都會習慣配啤酒和零食，享受輕鬆時光。但這樣的宵夜選擇，對血糖究竟有什麼影響呢？為了找出健康的宵夜搭配，我利用CGM進行了一次測試，結果又讓我大吃一驚！

堅果水果優格（無糖優格＋無調味堅果＋半顆香吉士）：血糖從113到121，僅上升8個單位，變化非常溫和。啤酒＋休閒零食（半罐啤酒＋半包零食）：血糖從102飆升到182，升幅80點，衝上高峰！

沒想到，看似無害的「休閒零食＋啤酒」組合，對血糖的影響竟然這麼驚人！這讓我更確信，宵夜的選擇不僅影響當下的血糖，還可能影響隔天的身體狀態！那麼，該如何選擇健康的宵夜，才能滿足口腹之慾，又不讓血糖失控呢？

阿寶師的建議

- **避免食用高度加工食品（超級加工食品，UPFs）**
  - **零食類食品：**如洋芋片、餅乾、玉米脆片通常經過高度加工，內含許多精製碳水化合物與精緻油脂（如飽和棕櫚油），容易讓血糖快速飆升。
  - **隱藏版甜食：**即使標示「無糖」或「低糖」，這類食品仍含有大量高GI精緻碳水，會在體內快速轉換成糖分，影響血糖平穩度。

○**涮嘴的食品：**容易讓人一口接一口吃不停的食品，通常加了很多人工調味劑，使其更具「成癮性」，會導致熱量與糖分攝取過量。

★**取代方案**

○**選擇天然的原型食物：**如堅果、水果、無糖優格，減少不必要的添加物，讓身體更輕鬆代謝。

○**找口感替代品：**若想吃脆口點心，可以改吃少量堅果（如杏仁、核桃、腰果）或自製健康脆片（如低溫烘烤的海苔、羽衣甘藍或烘焙燕麥脆片）。

●**避免宵夜和喝酒**

○**當心高GI碳水：**啤酒本身雖然沒有額外添加糖，但它來自麥芽，屬於高GI碳水化合物，仍可能引起血糖波動。若是含糖調酒或果味酒，糖分更高，更需特別注意攝取量。

○**肝功能受損：**酒精會抑制肝臟的葡萄糖平衡機制，使血糖波動加劇，增加胰島素阻抗的風險。

○**引起腸胃發炎：**長期飲酒還可能影響腸道健康，導致發炎反應，進一步影響血糖控制。

★**取代方案**

○**無糖替代品：**如果真的想喝點東西，可以選擇無糖氣泡水，或適量的無糖豆漿，避免酒精對血糖的影響。

○**無酒精替代品：**如果偶爾想有喝酒的感覺，現在也有「無酒精紅酒」的選擇，適量的多酚也對健康有益，但是由於一樣有熱量，分量上還是要留意。

- **推薦健康宵夜選擇**

○**選擇「小分量、高營養密度」的食物：**挑選適量蛋白質、健康脂肪與膳食纖維（如堅果優格），而不是高熱量、低營養價值的零食。如果覺得餓了，先喝一杯溫開水或花草茶，舒緩嘴饞的感受，判斷是否是真的飢餓。

○**無糖優格＋一小把堅果＋少量低甜度水果：**水果可選如藍莓、奇異果、有酸度不太甜的香吉士，最多半個拳頭量，或是富含蛋白質、健康脂肪與膳食纖維的食物，對血糖影響較小。

○**無糖豆漿＋一小把堅果：**大豆蛋白能幫助穩定血糖，適合需要低GI宵夜的人。

○**少量酪梨或乳酪：**酪梨富含抗發炎的健康脂肪，乳酪中也有天然乳脂肪，能夠增加飽足感。

○**避免「隨意吃」的心態：**一定要有分量概念，熱量宜控制在150～250大卡，避免夜間血糖波動影響睡眠品質。

【實測 11】

無糖優格的配料，竟然會影響血糖？

• 無糖優格加堅果、水果：113 → 121 〈升幅8〉 Good!

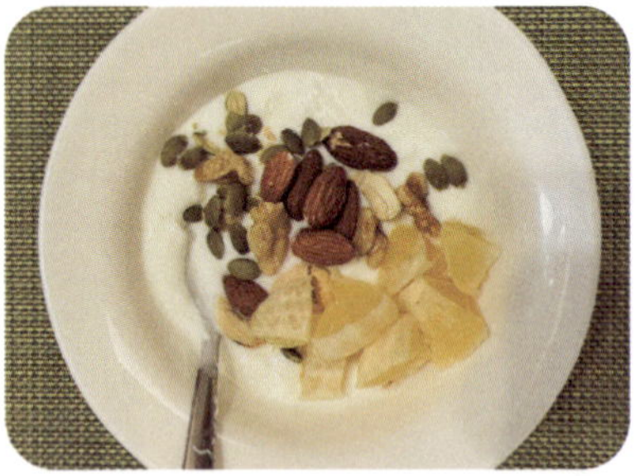

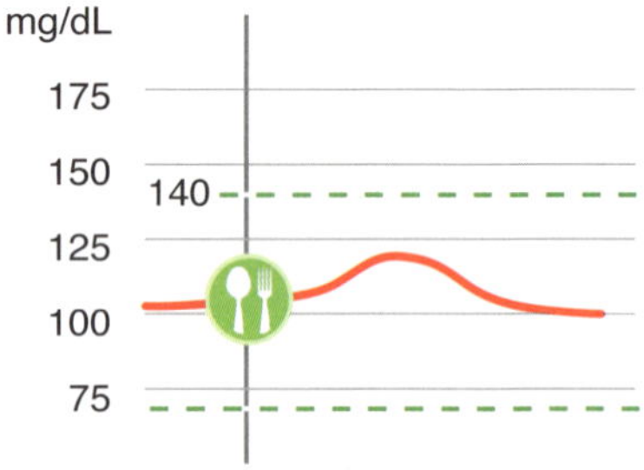

+8mg/dL　餐前113→餐後最高121

• 無糖優格加市售穀物脆片：102 → 143 〈升幅41〉

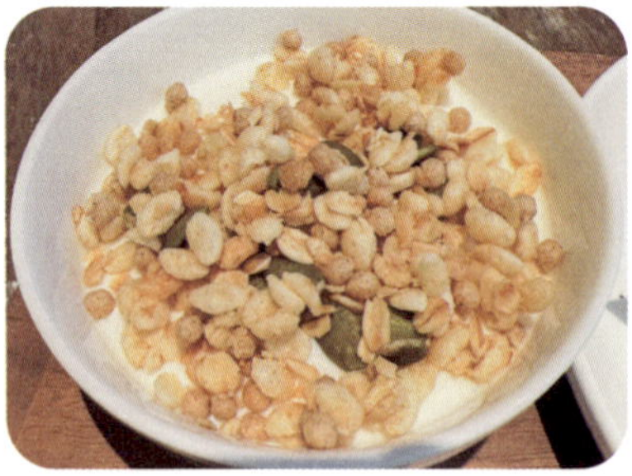

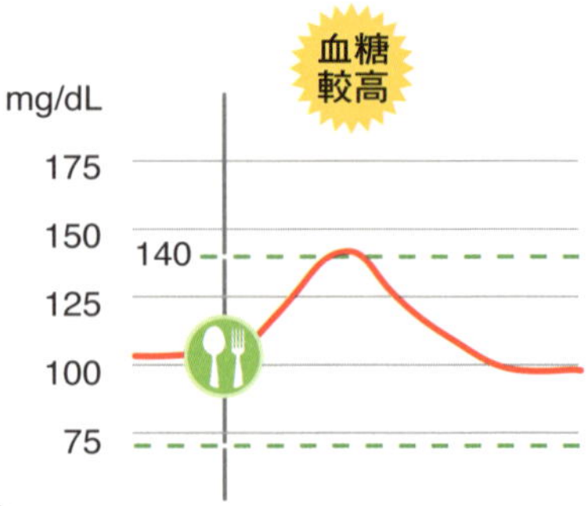

+41mg/dL　餐前102→餐後最高143

無糖優格是一種健康又百搭的食材，但不同的搭配卻可能對血糖產生截然不同的影響，這點透過實測血糖變化就能清楚看見。

在這次的小實驗中，我選用了無糖優格作為基底，分別搭配兩種不同的配料：一種是無調味堅果加上半個拳頭大小的水果，另一種則是搭配市售的穀物脆片，兩種配料熱量相同，看看對血糖的影響是否有所不同。

結果顯示，市售穀片的升糖效應較高，血糖從102上升到143，增加了41；而堅果水果優格的血糖變化相對平穩，從113上升到121，幾乎沒有明顯的波動，血糖曲線相當平穩。

阿寶師的建議

- **避免市售加工穀物脆片，選擇天然食材**
  - **偽裝的健康食品：**市售穀物脆片（如玉米片、含糖即食燕麥、綜合穀片）很多是經過高度加工，含有額外的糖分與精製澱粉，容易造成血糖快速上升。
  - **容易忽略的隱藏糖分：**即使標榜「高纖」、「健康」，仍可能添加隱藏糖分（如麥芽糖漿、果糖、添加糖或油脂的葡萄乾），導致血糖波動較大。
  - **建議搭配「原型種類」：**如燕麥粒、藜麥、無調味堅果或奇亞籽，讓血糖更穩定。
- **必須控制水果的種類與分量（也可以不加）**

○**控制攝取量**：這次的測試使用了「半個拳頭大小」的水果，血糖影響較小，因此適量攝取是關鍵。

○**選擇低GI水果**：如藍莓、芭樂、奇異果、蘋果、草莓，比起高GI水果（如葡萄、芒果、香蕉）更能幫助血糖穩定。

○**用堅果替代**：如果是血糖很不穩定的朋友，加無調味堅果即可，不用再加水果。

● **搭配無糖、無額外添加物的優格**

○**選擇成分單純的產品**：就是只有鮮乳與特定菌株的活性乳酸菌，且「無糖」的優格為佳。

○**添加物越少越好**：部分市售優格雖然標榜「無糖」，但可能含有增稠劑、人工甜味劑，也會影響腸道健康與血糖調節。

這次的實測再次提醒我們，優格的搭配方式決定了血糖的影響！只要選對食材，就能讓無糖優格成為真正健康的選擇，幫助血糖穩定、增加飽足感，讓每一天都吃得更安心、更健康！

【實測12】

狼吞虎嚥vs.細嚼慢嚥，對血糖影響大嗎？

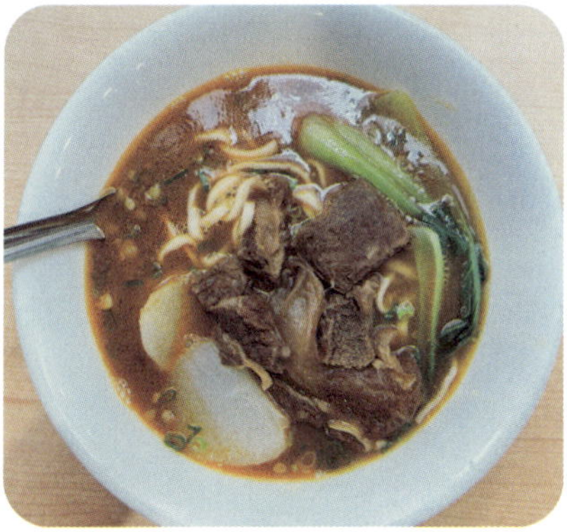

- 30分鐘吃完牛肉麵：
  105 → 161 〈升幅56〉

Good!

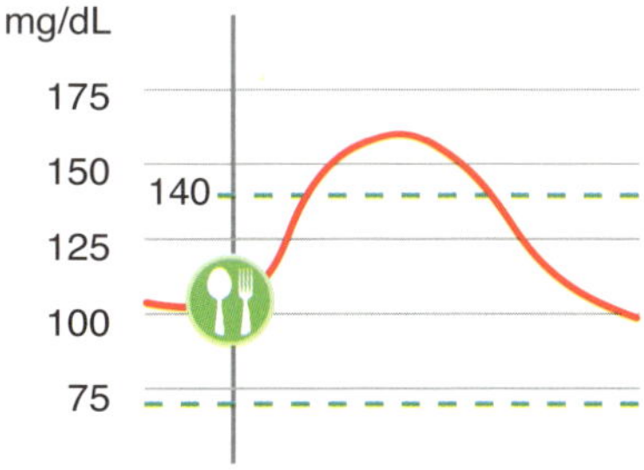

+56mg/dL
餐前105→餐後最高161

- 12分鐘吃完牛肉麵：
  97 → 217 〈升幅120〉

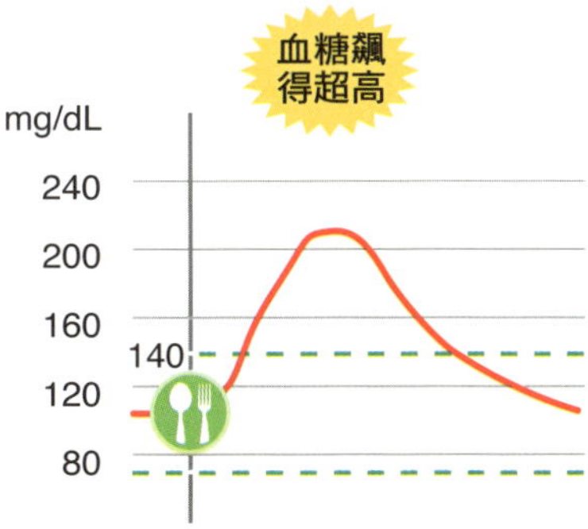

+120mg/dL
餐前97→餐後最高217

你是否經常因為工作忙碌、趕時間，而快速解決一餐？這次的進食速度實測顯示，吃太快會導致血糖劇烈波動，如果經常如此，一定會影響健康。因此平常我總是耳提面命提醒我的個案們，一定要好好吃飯、慢慢吃飯，時間最好至少二十～三十分鐘。

結果這個問題也發生在我身上了。有一天，我的行程非常忙碌，在內湖參與兩個會議的中間，只有十分鐘吃飯！我趕緊在附近找了一家店，買了簡單的食物果腹。我買了以下食物：

- 杏仁豆漿1杯：店家無糖賣完，我選微糖
- 蘿蔔絲車輪餅1個：想說蘿蔔絲比較多纖維，而且是鹹的
- 豬血湯1碗：是不加沙茶醬的清湯

為了準時參與會議，我只好狼吞虎嚥十分鐘吃完。萬萬沒想到，我的血糖竟像股票漲停板一樣飆到191！就算自己是營養師，也知道狼吞虎嚥很不好，但血淋淋看到自己的血糖跟股票漲停板一樣飆升，還是讓我驚嚇指數破表！

為了再讓這個結論有數據的對比，更有信服力，我特地選用了同一家水餃連鎖店央廚製造的牛肉麵，確保食材內容一致，減少變因，純粹觀察進食速度對血糖的影響。

首先我選擇慢慢吃，用三十分鐘細嚼慢嚥地享用這碗牛肉麵（湯喝一半）。結果血糖從105上升到161，升幅為56，還算差強人意，畢竟我把麵全部吃完了。但當我換成十二分鐘內狼吞虎嚥吃完同樣的牛肉麵（同樣的湯量），結果血糖竟從97飆升到217，升幅竟高達120！這

樣的血糖衝擊，幾乎是慢慢吃時的兩倍以上，顯示出進食速度對血糖影響極為顯著。

這個結果並不讓人意外，因為當我們吃得太快，腸胃道來不及適應進食節奏，食物中的碳水化合物也會更快被消化吸收，導致葡萄糖迅速進入血液，使血糖飆升。而當我們細嚼慢嚥，不僅能讓消化系統有充足的時間處理食物，還能讓胰島素的調節機制更平穩地運作，減少劇烈的血糖波動。

吃飯的節奏影響的不只是血糖，還與整體消化吸收有關。當進食速度過快，腸胃負擔加重，還可能影響營養的有效吸收，甚至增加脹氣、消化不良的機率。因此，養成放慢速度、專心咀嚼的習慣，不僅能讓我們更仔細地品味食物，還能幫助血糖維持穩定，讓身體更輕鬆！

阿寶師的建議

- **避免狼吞虎嚥，放慢進食速度**
  - ○ **吃飯至少花二十～三十分鐘：**慢速進食，可以讓身體有足夠時間消化食物、處理糖分，並釋放飽足訊號。
  - ○ **咀嚼次數至少二十五～三十下：**細嚼慢嚥有助於消化，也能讓碳水化合物的吸收速度變慢，減少血糖波動。
  - ○ **避免邊吃飯邊工作或滑手機：**專心用餐，避免不自覺加快進食速度。
- **用餐時間安排妥當，不要趕時間進食**

◦ **可以事先準備健康的餐點：**避免臨時選擇不健康的高升糖食物。

◦ **避免過度忙碌時才匆忙進食：**養成穩定的用餐節奏，有助於血糖控制與消化健康。

這次的實測讓我更確信，吃飯的速度確實對血糖波動有很大的影響。吃得慢，不只是讓食物更美味，更能幫助血糖控制與腸胃健康。我永遠記得這樣的結果，然後一定要優先安排好用餐時間，並且要慢慢吃。

恭喜你，看完這個系列的血糖實測！

透過這一系列我個人的真實體驗，希望能幫助你更有效率的理解飲食如何影響血糖，並進一步調整自己的飲食習慣。這些實驗結果，讓我們清楚看到**不同食物**、**進食順序**、**進食速度**、**運動習慣**等因素，都會直接影響到血糖的波動。

然而，我也要再次提醒，這些數據僅為少數人的個案分享，不代表所有人都會有相同的反應。因為每個人的基礎代謝、胰島素敏感度、腸道菌相、遺傳體質等因素不同，吃進食物對血糖的影響也會有所差異。

因此，最精準的方法，還是透過自己親身做CGM連續血糖監測的實驗，才能真正找出最適合你的健康穩糖飲食模式！

第 8 章【補充品這樣吃】

九大關鍵營養素，精準助攻胰島素敏感性

抓漏補缺：
營養補充品有輔助健康效果，
要評估自我需求，慎選品質和劑量

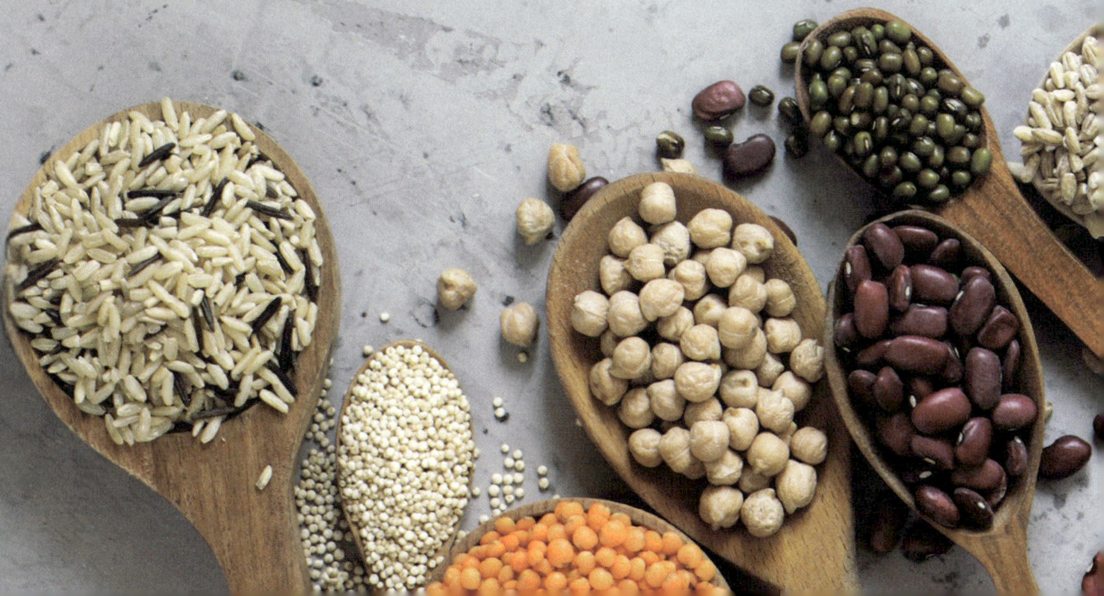

在改善健康問題的過程中，飲食型態絕對是關鍵基石，就像蓋房子時，這個地基是否穩固，決定了整體結構的穩定度。如果我們不在意自己的日常主要飲食，沒有調整的意願，即便補充再多的營養素保健品，也可能只是暫時性的效果，並無法幫你真正改善問題。

補充營養品前，先補充「知識」

我也理解，飲食調整需要時間，大家的生活都很忙碌，美食誘惑又多，要做到營養師說的良好飲食習慣，改變的速度可能無法太快，有點力不從心；又或者自己的身體已經累積了許多的代謝失衡，譬如體重居高不下、血糖與血脂膽固醇飆升，可能還有脂肪肝、高血壓、糖尿病的問題等等，如果身體的狀況已經惡化到某個臨界點，單靠飲食調整，恢復的速度可能較慢。這時可以適時運用適合自己的營養補充品，當作是一種輔助調理策略，搭配飲食調整相輔相成，幫助身體更快地回到健康的狀態。

然而，補充營養品並不是聽聽購物頻道，或是在網上找熱銷款的產品，買幾種來吃就能解決問題，最重要是先補充知識，了解自己目前的身體狀況及適合選擇哪些營養素，清楚知道這些營養素的機轉效用，這樣才能補充到身體真正需要的營養，真正發揮改善作用。

我將平日閱讀累積的學術文獻資料，結合過往諮詢與健康管理的個案經驗，整理出九種建議優先選擇的營養補充品，詳細整理這些營養素的成分、作用機轉、功效以及使用上的建議。如果代謝失衡的程度已經比較複雜，建議你可以透過醫師、營養師的專業評估，或搭配前面介紹的精準檢測，讓自己更加了解身體失衡的原因，找到最適合的營養補充方案。

我也建議你可以找一位專業的營養師，從你開始調整飲食時，有任何困難或疑問，都可以與營養師討論，讓飲食與營養補充貼合你的身體需求與生活型態，這樣不僅能讓效果更顯著，也能幫助你建立長期穩定的健康習慣，這有如房子的地基一樣重要，而不是房子外觀的修補而已。

這樣吃【魚油Omega-3】
抗發炎、強化細胞修復力首選

> F：飲食中從中小型高脂魚的油脂中獲得
> I：緩解腸道發炎反應、有助腸道黏膜健康、支持腸道免疫
> T：細胞功能修復、提升胰島素敏感性、減少發炎反應

魚油（Fish Oil）是一種富含Omega-3必需脂肪酸的天然來源，愛斯基摩人飲食中高含量的魚類油脂Omega-3，被發現與心血管疾病發生率較低有關，從此Omega-3受到了廣泛的研究。近年

來，魚油的健康益處不僅限於心血管健康，尤其是幫助降低慢性發炎與降低血液中三酸甘油酯的臨床研究結果最為明確，另外對血糖調控、減少胰島素阻抗等也有潛在幫助，使其成為糖尿病管理和代謝疾病改善的重要補充品。

深入微組織的保健效果

魚油的主要有效成分是Omega-3多元不飽和脂肪酸（PUFAs），其中包括二十碳五烯酸（EPA）和二十二碳六烯酸（DHA）。EPA具有顯著的抗發炎作用，可降低血脂並改善胰島素敏感性；DHA則能幫助維持細胞膜的健康，提高細胞對胰島素的反應。

如果已經是糖尿病患者，補充魚油的效益如何？二〇一七年針對糖尿病腎病（Diabetic Nephropathy）六十名患者進行的十二週隨機雙盲實驗，實驗組每天補充一公克的EPA與DHA。與對照組相比，結果發現其空腹胰島素及胰島素阻抗指數（HOMA-IR）指標上均有顯著改善。這代表Omega-3不僅有助於血脂調節，也可能在糖尿病併發症患者中發揮穩定血糖與提升胰島素效能的潛力。儘管實驗的樣本數不大，仍具不錯的參考價值。

二〇二四年來自中國的一項研究，進行為期三個月的隨機雙盲實驗，研究對象為一百一十位第二型糖尿病患者，實驗組每日補充含EPA與DHA的魚油。結果顯示，實驗組在糖化血色素、胰島素阻抗、血脂等多項代謝指標上均有改善，儘管空腹血糖並無達到顯著差異。

此外，此研究也同步分析腸道菌相變化，發現魚油補充有助於提升腸道中的有益菌（如*Lactobacillus*）的比例，並抑制潛在致病菌，這些變化與代謝健康的改善具有良好關聯性，顯示Omega-3的作用機轉可能部分來自對腸道生態的調節。

另一項針對四千多位義大利年長族群的大型橫斷性研究中，發現日常攝取較多Omega-3者，其空腹血糖較低，體重狀況也較理想。此外，飲食中富含Omega-3型態的alpha次亞麻油酸（ALA）也與較低的糖尿病盛行率有關。

綜合以上研究，可以看出Omega-3不僅具備改善血脂與胰島素敏感性的潛力，也可能透過調整腸道菌相、降低體脂肪與發炎負荷，對整體代謝健康產生多重正面影響。儘管這些結果仍需更多長期與機轉研究支持，但對於糖尿病營養照護策略而言，無疑提供了新的參考方向。

魚油最佳劑量建議

魚油的補充方式十分靈活，可以透過膠囊或液態形式攝取，建議在餐後或隨餐補充，以增加吸收並減少魚腥味打嗝的不適感。對於一般健康維持，美國心臟協會（AHA）建議每天攝取一千毫克的Omega-3魚油來保護心血管的健康。但如果想積極改善發炎、血糖與胰島素阻抗，我建議每日攝取量可調整到中高劑量一千五百～三千毫克，此中高劑量請務必先與醫師和營養師討論，評估身體狀況與是否有藥物的交互影響。

亞麻籽可以替代魚油嗎？

很多吃素的朋友會選擇植物性Omega-3——也就是亞麻籽油，當作替代魚油的補充品。亞麻籽油富含α-亞麻油酸（ALA），雖然是EPA與DHA的前驅物，但實際轉換效率非常有限。之前研究顯示，透過穩定同位素技術追蹤ALA在人體內的代謝，發現大部分ALA中，可轉換為EPA的比例僅為八%到一二%，轉為DHA的比例幾乎不到一%。這代表若希望補充足夠的EPA與DHA，單靠ALA來源（如亞麻仁籽、奇亞籽）是不夠的。

因此建議**吃素的朋友補充海藻油**，因為海藻油就是直接提供EPA與DHA，不用再經過代謝轉換。若**以純度來看，魚油仍然是最佳的Omega-3來源**。

值得一提的是，雖然ALA轉換效率有限，但整顆完整的亞麻籽仍具有很好的保健價值。我建議**直接食用整顆或研磨的亞麻籽，而非僅攝取亞麻籽油。因為完整亞麻籽中富含的「木酚素」（Lignans）有助於荷爾蒙健康代謝、降低乳癌與前列腺癌風險**，並可能有助於心血管健康。因此除了食用富含Omega-3的中小型魚類或補充魚油外，我建議將亞麻籽作為製作現打豆漿或綠拿鐵（如羽衣甘藍蔬菜加上無糖豆漿之蛋白質飲品）的食材元素，加乘早餐飲品的營養價值。

選擇高品質、無汙染、純度高的產品

坊間的魚油補充品很多，但品質可能良莠不齊，尤其是直接在國外購物平台購買的魚油保健品，可能有來源不明或純度造假的風險性。有些魚油可能含有污染物、氧化的脂肪酸、飽和脂肪，甚至是其他雜質，這些成分不僅可能降低魚油的健康效益，還可能對身體帶來額外的負擔。所以，如果要補充魚油，產品應經過重金屬檢測，並取得國際第三方檢驗的認證，選擇優良品質的產品真的很重要。

其次，應選擇EPA與DHA含量高的產品。許多低價魚油標榜「每顆一千毫克魚油」，但實際有效成分（EPA加DHA）含量僅含三百毫克，難以達到理想的補充效果。購買時，記得檢視產品標示的EPA與DHA含量，而非僅看魚油總量。

另外，魚油有抗血小板凝集的效果，簡單來說，它可能會讓血液流動更順暢，降低血液黏稠度。一般來說，適量補充是安全的。但如果你本身有出血傾向，或是正在服用抗凝血藥物，就要稍作留意。在有特殊健康狀況的情況下，補充魚油前，建議先與醫師、營養師討論，再進行補充，以確保安全無虞。

這樣吃【維生素D】

抗癌、細胞健康與免疫防護必備

F：飲食中從中小型高脂魚的油脂中獲得

I：維持腸道屏障完整性、減少腸道發炎、調節腸道免疫

T：活化細胞受體（VDR）、促進細胞正常分化與修復、降低發炎反應

維生素D（Cholecalciferol）是人體必需的脂溶性維生素之一，對於骨骼健康、免疫功能及新陳代謝具有關鍵作用。人類最早發現維生素D缺乏會導致佝僂病，隨後發現陽光照射可以促進人體合成這種維生素。

雖然維生素D最常與骨骼代謝相關聯，但由於人體各種細胞與組織中幾乎都能與維生素D作用，因此維生素D在生理功能上發揮的影響，遠遠不止於骨骼健康而已。譬如在抗癌作用（促進癌細胞凋亡或抑制癌細胞增殖）、細胞分化、抗發炎、抗氧化、調節免疫功能、抗菌作用（透過影響免疫細胞，促進抗菌胜肽的表現）、保護血管健康、神經系統健康以及鈣質調控，維生素D都能發

揮一定程度的功能。

維生素D也能幫助提升胰島素敏感性

維生素D與血糖代謝的關係近年受到廣泛關注。科學研究發現，維生素D可能透過三個方式，幫助身體提升對胰島素的敏感性。首先，維生素D參與了胰臟Beta細胞的運作，有助於促進胰島素的製造與釋放，讓身體能更有效地調節血糖。第二，維生素D可能參與細胞對胰島素的反應，透過增加胰島素受體的表現，使得胰島素的訊息傳導更加順暢，幫助血糖順利進入細胞被利用。第三，維生素D具有抗發炎與免疫調節的功能，能降低體內慢性發炎反應，而這種發炎現象往往是導致胰島素阻抗的元凶之一。

透過這些機制的綜合作用，讓維生素D成為近年研究中被高度關注的營養素之一，特別是在預防或改善第二型糖尿病與代謝症候群方面展現出高度潛力。

身體如何合成維生素D？

當皮膚曬到了太陽，皮膚細胞會合成維生素D的前驅物——膽鈣化醇（也就是營養補充品的形式），接著會在肝臟中合成維生素D_3（25(OH)D_3），接著到腎臟中轉化成具有活性功能的維生素D_3（1,25(OH)2D_3），再運到血液提供全身細胞使用。

後來許多研究發現，並不是只有在腎臟才能進行維生素D的活化，在腎臟以外的細胞，例如骨細胞、各類免疫細胞、胰臟中的Beta細胞（幫助胰島素合成的細胞）、皮膚細胞等等，也可以在他們自己家（細胞本身）自行轉換活性形式的維生素D，這樣可以更有效率地調控免疫功能，以及調節細胞生長，讓身體維持正常的生理機能。

全身一千種基因的調控開關

維生素D的作用其實有點像「身體的調控開關」，有著類似荷爾蒙般的作用機制，它會透過和維生素D受體（Vitamin D Receptor, VDR）結合，進而影響我們體內超過一千種基因的運作。這個過程有點像發送指令，讓身體開始製造新的蛋白質，來調整各種生理機能。不過，這種「基因調控」的變化比較慢，需要一些時間讓細胞合成新的成分。

有趣的是，維生素D還能透過「非基因調控」機制，就像是快速通道，不用等到維生素D進入細胞，因為細胞膜上就有VDR，讓維生素D的作用不需要依賴基因變化，而是在幾秒到幾分鐘內，就能快速地做出傳導，在細胞保護、免疫調節、抗氧化與抗發炎方面發揮作用。雖然非基因路徑反應快速，但長期作用時，仍需透過基因調控機制發揮效應，因此兩者機制同樣重要。

近年來，研究發現維生素D可能與胰島素的分泌和敏感性有關，特別是在維生素D缺乏的人身上，可能會有一定的影響。不過，這方面的機制還沒完全釐清，不同研究的結果也有些差異。

維生素D利用率，與個人基因息息相關

若我們再往深一點討論，到底這些細胞能夠利用多少的維生素D，還要看這些細胞的「天線」有多少！剛剛提到，細胞要能夠利用維生素D，其細胞膜上必定要有維生素D受體，接受器越多（天線越多），就能夠吸收（利用）比較多的維生素D！

不過，這就要看老天爺的安排，我們細胞上VDR的量，跟每個人的基因息息相關！經基因檢測發現，有些人的VDR是有基因多型性（SNP）的變異，如基因FOK及Apal就是較為常見產生變異的代表。經研究發現，骨質疏鬆、骨關節炎、癌症、副甲狀腺亢進、冠狀動脈疾病，都可能跟此基因的變異有關。因此，這類族群就算攝取到每日建議量，但因為VDR功能不全，當下細胞的利用率便大打折扣，這樣一來，身體得要攝取更多維生素D才行。

另外，老天爺還決定了我們的「膚色」，**膚色越深，越不容易製造維生素D**，所以我們跟白種人相比，維生素D的製造效率是比較低的。

那麼，我們要怎麼知道自己體內的維生素D夠不夠呢？最簡單的方法就是檢測血液中的維生素D濃度，再依據結果來調整補充量，這樣才能確保補充得剛剛好，不會過量或不足！

女性比男性更容易缺乏維生素D

維生素D缺乏的程度，是所有營養素中最高的。根據國民健康署「國人膳食營養素參考攝取

量」第八版，針對五十歲以上的國人，已將維生素D的攝取建議量提高到每日六百IU（十五微克）。但是大家還是吃得不夠，尤其**女性近四五％有不足或缺乏的問題**，比男性還嚴重！

根據國健署二〇一七至二〇二〇年進行的「國民營養健康狀況變遷調查」，十三～十八歲青少女的維生素D邊緣缺乏率最高，約為五二．一～五七．三％，可能與青春期骨骼生長需求增加且攝取不足有關；十九～六十四歲成年女性的缺乏率也不低，約四〇．三～四二．三％，尤其是忙碌的上班族與育齡婦女，因長時間待在室內，日曬機會較少；六十五歲以上高齡女性的缺乏率仍有三一．四～三四．五％，顯示即使年紀較長，仍需關注維生素D攝取與日曬情況。

另外，如果體脂肪量比較高（肥胖者體內的脂肪會「囤積」維生素D，不拿出來運用），也會導致血液中游離的維生素D濃度較低。還有體內的鎂離子不足、腸道發炎、腸道有脂肪吸收上的問題，同樣會直接影響維生素D的轉換與細胞的利用。

如何補足身體所需的維生素D？

每天適度曬太陽，避免過度使用防曬乳

日照，是有效率且免費的維生素D合成來源，記得給皮膚細胞們多些工作機會，不要在臉上、手上擦滿防曬乳，以免妨礙維生素D的合成。夏天建議於清晨或下午黃昏曬一曬，每次二十～三十分鐘，冬天則建議在中午陽光較大的時候曬太陽，才能有較好的合成效果。所以，中午飯後記得到

戶外走走，還能同時幫助消化。

「那我只要多曬太陽，維生素D就足夠了？」其實未必喔！過度曬太陽並不會讓維生素D濃度無限上升，當皮膚累積足夠的維生素D後，紫外線B（UVB）會讓維生素D分解成無效狀態，這是一種身體的自我保護機制，以防止維生素D過量累積而導致中毒。

秋冬時日照時間縮短，紫外線強度較低，會影響維生素D合成；高緯度地區或霧霾嚴重地區（如都市），紫外線較弱，也會影響維生素D生成。如果一直使用防曬乳、遮陽帽、陽傘會阻擋UVB，也會使維生素D的合成受限。這些都是我們要考慮到的情況，建議依氣候和環境調整曬太陽的時間。

用飲食打基礎，吃中小型高脂魚類

補充維生素D，也可以攝取各種**中小型高脂魚類**（如鯖魚、秋刀魚、香魚、鮭魚等），**每週建議吃三次左右**，記得盡量不要選擇大型魚類，避免可能的重金屬或有機溶劑污染。

根據美國農業部資料，吃三盎司的魚肉（約九十克）大約有四百IU左右的維生素D，主要是存在魚肉裡的油脂中，因此吃魚也要吃當中的脂肪，別把油脂給丟掉了！另外像雞蛋、魚子醬也有些許維生素D，牛奶類需要選擇維生素D強化牛奶才會補充得到（北美的鮮奶才有比較多營養強化維生素D的配方）。

植物性的乾香菇（記得要選擇**經過日照**的乾香菇）也有些微的維生素D含量，但比起魚類來源還是非常少量。另外，植物性維生素D是D_2的形式，活性跟動物性來源相比是比較差的（D_3與VDR接受器的結合能力較強）。

補充維生素D營養品

如果你經常早出晚歸，生活中缺乏日曬的機會，或是沒有經常吃魚的習慣（包含吃素的朋友），補充品是一個有效的選擇。自己到底需不需要補充，要補充多少？能確定維生素D是否足夠的方法，就是檢測血中維生素D的濃度，再做補充上的評估。

每年可以進行兩次檢測，分別在夏季中期（日照最多時）和冬季中期（日照最少時），以更準確地了解自己全年維生素D的變化趨勢，並且在補充後三到六個月持續抽血追蹤，是更精準理想的方式。

每日補充二千IU的劑量，在現有研究中被認為是兼具效果與安全性的最佳平衡點。補充數個月後，應再次進行血液檢測，以確保維生素D濃度達到理想範圍。如果有特定的疾病狀況（如甲狀腺問題、免疫失調、發炎程度較為嚴重或是癌症治療），可透過**血液檢測，與醫師、營養師做完整的評估，訂定個人化的營養補充方案**。

這樣吃【膳食纖維】
日常攝取不足時的必要助攻手

F：飲食中蔬菜、水果、全穀雜糧中富含多種膳食纖維
I：維護腸道黏膜健康、促進腸道菌群多樣性、提升腸道免疫力
T：提升胰島素敏感性、改善細胞對葡萄糖的利用效率

我們每天都應該攝取至少二十五～三十五克的膳食纖維，不過研究顯示，台灣有**高達八成的民眾纖維質攝取不足**。膳食纖維補充品的確能在日常飲食中扮演輔助角色，如果飲食中蔬果纖維攝取不足時，就能夠幫助填補缺口，支持腸道的健康與血糖的穩定。

天然食物絕對比補充品更有效

額外補充品絕對不能作為唯一的纖維來源，因為這些膳食纖維補充品與天然食物相比，營養價值絕對是無法比擬的（天然食物還另外具有維生素、礦物質、抗氧化物質和多種植化素）。

另外，不同種類的膳食纖維能夠餵養不同的腸道菌群，天然食物可以提供多種纖維與益生質，促進腸道微生物的多樣性。相較之下，膳食纖維補充品通常只有單一或少數幾種纖維類型，對於腸道菌群的幫助較為有限。因此，首選應該是從食物中獲取足夠纖維，而非單純只倚賴補充劑，纖維

補充品只是輔助。

膳食纖維有哪些種類？

膳食纖維主要來自蔬菜、水果、豆類和全穀雜糧類，基本上可分為水溶性纖維與非水溶性纖維兩大類。

水溶性纖維

進入胃部後會溶解形成凝膠，減緩食物消化速度，進而減少碳水化合物的吸收，穩定血糖。此外，這些水溶性纖維跟細菌發酵後，可產生短鏈脂肪酸，有助於提升胰島素敏感性。

非水溶性纖維

這些纖維不會溶解於水，但能像「軟毛刷子」一樣輕柔地清理腸道，加速腸胃蠕動，幫助食物更快通過消化道，並與潛在有害物質（如致癌物）結合，使其更容易排出體外。

如何食用補充品，達到血糖調節的效果？

研究顯示，**黏稠度較高的水溶性纖維**在穩定血糖方面效果最佳，譬如洋車前子（Psyllium）、關華豆膠（Guar Gum）、Beta-葡聚糖（Beta-Glucan）。黏稠度指的是纖維與水混合後形成凝膠的能力，這種特性可以有效減緩碳水化合物的吸收速度。

洋車前子由於具有高黏稠度，能有效幫助血糖控制，且發酵程度低，比較不容易引起腸胃不適。Beta-葡聚糖由於其發酵潛力較高，引發腸胃不適的機率可能比洋車前子高一點，建議選用綜合型態的配方。

對於血糖控制不佳的朋友，每天可補充十至十五克水溶性高黏稠度纖維，並持續至少八週。有研究分析了二十八項隨機對照試驗，研究對象為第二型糖尿病患者，補充後的結果提供給你參考：

- 糖化血色素（HbA1c）平均下降〇．五八%；如果HbA1c高於九．一五%，下降範圍可達〇．五一%至一．五四%。
- 空腹血糖平均下降一〇．八mg/dL；若空腹血糖超過一七五mg/dL，可能降低七．七五至三六．九四mg/dL。
- 空腹胰島素濃度降低二．七三mIU/L，也可能略有增加〇．〇九mIU/L。
- 胰島素阻抗指數（HOMA-IR）下降〇．三三至三．四五，如果HOMA-IR超過五．四四，可能下降二．三二至六．一四。

這些效果取決於個人原本的纖維攝取量與胰島素敏感性，若能在飲食中增加天然纖維來源，補充劑的效果會更顯著。因此，**不應該因為開始補充纖維，就減少攝取富含纖維的天然食物**。

纖維質攝取過多也會不舒服

雖然纖維是有益健康的成分，但如果攝取過多或突然間增加纖維量，有可能會導致腸胃不適，如脹氣、腹痛、便祕或腹瀉等。如果平時蔬菜量吃得少的朋友，纖維補充品要以「慢慢逐量」的方式來增加為宜。以下幾種情況特別容易出現腸道不適的問題：

NG! **突然增加高量的纖維攝取：**建議循序漸進補充，別忘了，你的腸道是需要時間適應的。

NG! **水分攝取不足：**這是最常發生的狀況，高纖飲食若沒有搭配足夠的水分，可能導致腸道阻塞，原本想要改善便祕，結果反而更加嚴重。因此腸道蠕動較慢的人，更需要注意水分的補充。

NG! **只補充單一型態的纖維補充品：**如高濃度的特定水溶性纖維，由於膨脹性較高，如果容易脹氣的人，建議選擇同時具有水溶性與非水溶性的膳食纖維補充品。

NG! **一天當中攝取超過五十克的纖維量：**除了纖維補充品，也要連同天然食物中的纖維量一起估算，一天大約在二十五～三十五克為宜，適量攝取就是王道。

纖維補充品的食用小技巧

- **餐前補充，分次食用：**若以穩定血糖為目標，建議餐前十五分鐘內服用，可緩解血糖波動。不要在單一餐次攝取過量纖維，應將纖維均勻分配在早餐、午餐和晚餐中，讓身體逐步適應，並減少腸道負擔。

- **從少量開始，逐量增加：**不要突然大幅提升纖維攝取量，建議在前幾天先從每日三到四克開始，一到兩週內逐步增加，讓腸道菌群有時間適應，同時觀察身體的耐受度，以減少腸胃不適的可能性。
- **補充足夠水分：**纖維攝取量增加時，水分攝取也必須相應提高，以確保腸道蠕動順暢並減少腸道阻塞與便祕風險。建議每攝取五克的纖維，至少搭配三百六十毫升（約十二盎司）的水分。

這樣吃【益生菌】

平衡腸道菌叢，成功打底健康體質

F：天然發酵食物中富含多種益菌
I：強化腸道黏膜、防禦壞菌入侵、促進菌相多樣化與免疫調節
T：腸道健康為基礎，有助於改善代謝、提升胰島素敏感性

益生菌（Probiotics）是對人體有益的微生物，最早由俄國科學家梅契尼科夫（Élie Metchnikoff）在二十世紀初提出這個名詞，他發現保加利亞長壽村的居民經常飲用發酵乳製品，

可能與腸道健康和免疫系統強健有關。近年來的研究證實，腸道菌相的組成對人體健康具有關鍵性影響，而益生菌正是調節腸道微生態、鞏固健康基礎的重要工具。

腸道菌相決定全身整體健康

腸道中多樣化的菌相，對我們的健康來說太重要了，益生菌可以強化腸道屏障，減少有害細菌釋放的內毒素進入血液，因為這些有害物質一旦進入體內，可能會引發發炎反應，進而影響胰島素的功能。更進一步地，腸道菌相還能調節膽汁酸的代謝、脂質代謝，甚至能調節腸－腦軸的和諧運作，間接幫助血糖平衡。腸道健康與全身代謝之間有著密不可分的關係，甚至是決定性的影響因素。

益生菌如何調節血糖？

科學家認為益生菌主要透過幾種機制來幫助血糖管理，包括：增加短鏈脂肪酸的生成、強化腸道屏障功能、減少發炎反應，以及促進腸泌素（如GLP-1）的分泌。這些作用有助於改善胰島素敏感性，使身體更有效率地調節血糖。其中，**乳酸桿菌**（*Lactobacillus*）與**雙歧桿菌**（*Bifidobacterium*）在多項研究中展現出很好的效果。

許多臨床試驗顯示，補充益生菌有助於調節腸道微生態，進而幫助改善血糖控制。在一個統整了三十三項臨床試驗的研究，分析口服益生菌對於第二型糖尿病的影響，服用期間介於三週至六個月不等。結果顯示，有二十一項研究（六四％）發現益生菌能改善至少一項血糖指標。儘管不同試驗間結果不盡一致，可能與菌株類型、劑量、補充時間等因素有關，但整體趨勢仍顯示益生菌對第二型糖尿病及糖尿病前期具有正面影響。

值得注意的是，有研究發現，當第二型糖尿病患者同時服用降血糖藥Metformin與益生菌時，其血糖控制能力有所增強，顯示益生菌可能在糖尿病藥物治療中發揮輔助作用。

目前學術研究普遍支持益生菌對於第二型糖尿病、糖尿病前期的血糖控制具有幫助，尤其是第二型糖尿病患者的改善程度，比第一型糖尿病來得顯著。不過就算你目前的血糖正常，但我認為一定要有預防的觀念，在發展為第二型糖尿病之前，腸道菌群可能就已發生異常變化，益生菌有很大的機會能夠在糖尿病發生前，提供某種程度的保護作用。

而且別忘了，一定要連同飲食一起調整，同時食用不同種類的蔬菜與發酵類食物（如無糖優格、天然德國酸菜或泡菜、納豆等），營造一個適合益菌生長的環境，補充益生菌的效果就能發揮得更好。

這樣補充益生菌最有效

- **每天補充至少一百億活性益生菌：**益生菌的食用方式與劑量，會因菌株種類與個人體質而有所不同，一般建議每天攝取至少一百億的活性益生菌，以確保足夠的菌數能存活進入腸道並發揮作用。

- **補充時間需至少八到十二週：**目前的研究發現，益生菌至少連續補充八至十二週，對於血糖控制的效果會更為顯著，因此建議**長期補充**，而不是偶爾食用。
- **多種菌株比單一菌株更有效：**在臨床試驗中，多菌株的益生菌配方普遍比單一菌株的效果更好，且建議可選擇含有**乳酸桿菌與雙歧桿菌的多菌株配方**。未來還需要更多研究，以繼續開發和確認更適合血糖穩定與支持代謝的配方。
- **可選擇「益生菌＋益生質」配方：**譬如額外添加菊苣（Inulin）或果寡糖（Oligofructose），以協助益生菌的良好生長。

有人不適合吃益生菌嗎？

雖然益生菌對大多數人來說是安全的，但某些腸道較敏感族群仍需注意。例如有發炎性腸道疾病、小腸細菌過度增生的患者，補充過多益生菌可能會增加腸胃不適，特別是腹脹、腹痛的機率，這時最好把腸道發炎或小腸細菌過度增生的狀況同時做改善，建議先與醫師及營養師討論，以確認適合的調整方式。

「三合一腸道策略」新趨勢：益生菌＋益生質＋後生元

益生菌（Probiotics）、益生質（Prebiotics）與後生元（Postbiotics）三者整合運用，被視為新一代腸道營養學的重要趨勢。益生菌提供好菌補充、益生質作為好菌的養分來源，而後生元則是益菌代謝過程中產生的活性物質，包括短鏈脂肪酸、抗菌肽、細胞壁片段、酵素等，這些代謝產物本身即具有調節免疫、降低發炎、維持腸道黏膜完整性的功能。

植物發酵液適合飲用嗎？

近年來，植物發酵液也是受到關注的後生元保健選項。植物發酵液是由特定草本成分或加上天然蔬果，經長時間發酵而成，這些成分作用如下：

- 促進腸道菌叢的多樣性，有助於好菌增殖
- 減少壞菌的生長，維持腸道菌群平衡
- 幫助消化，促進營養吸收
- 調節腸道免疫力，降低發炎風險

選擇品質優良、真正具有後生元成分的植物發酵液非常重要。我建議一定要多了解產品的生產方式，並且留意食品標示中的成分，或是親自品嚐看看是否有糖分過多的情形，如果喝起來偏甜感，可能糖分加得不少，反而沒有補充到應有的有機酸與短鏈脂肪酸，又造成了腸道的負擔。

總結來說，益生菌是腸道與代謝健康的重要基石，不僅有助於調整菌相、強化免疫與屏障功

能，更可能透過腸道內分泌功能影響全身血糖調節。若能同步搭配益生質與後生元，將有機會發揮更全面的健康效益，成為現代人打造強健體質與預防代謝疾病的重要策略之一。

這樣吃【黃連萃取物】
活化胰島素代謝，減輕胰臟負擔

F：來自黃連植物的天然成分
I：降低腸道發炎、抗壞菌生長、調節腸道免疫
T：活化AMPK、提升胰島素敏感性、保護胰臟Beta細胞

黃連植物中的黃連萃取物（Coptis Extract），早在數千年前的中國與印度傳統醫學中，就被用來治療感染、腸胃及發炎問題。現代研究發現，黃連萃取物可透過多種的生理機制促進人體健康，其中最具代表性的作用是活化「AMPK蛋白激酶」，這是一種與細胞能量代謝密切相關的關鍵酵素。透過活化AMPK，可協助調節血糖、降低血脂、促進脂肪氧化與代謝，對於第二型糖

尿病與代謝症候群具潛在改善效果。此外，黃連萃取物亦被發現可增強細胞內粒線體的自噬作用（Mitophagy），幫助清除老化與受損的粒線體，促進細胞功能的更新與健康。

胰島素瑕疵品：內質網蛋白摺疊錯誤！

過去我們對於血糖控制的理解，大多停留在「血液中的血糖」這一層面，但近年研究發現，糖尿病的關鍵病理變化其實來自胰臟Beta細胞的持續受損與功能下降。這些Beta細胞負責分泌胰島素，若長期暴露於高度的代謝壓力下，特別是內質網壓力（ER Stress）與氧化壓力（Oxidative Stress）兩大威脅，最終便導致Beta細胞凋亡，是整體新陳代謝衰敗的主要元凶。

胰臟Beta細胞製造胰島素的過程，其實比你想像中的還要複雜，初期胰島素是以線性蛋白的形式合成，必須在內質網（細胞內的一種胞器）中經過精密、正確的摺疊後，才能形成具有功能的成熟胰島素。然而在這個過程中，大約會有二〇%的胰島素可能出現摺疊錯誤，形成功能異常的「瑕疵品」。

這些錯誤摺疊的瑕疵品，如果未能即時清除，便會在內質網中積聚，進一步引發內質網壓力增加，引發胰臟Beta細胞的死亡，最終胰臟的調節血糖能力就會日益衰弱。

瑕疵品清除與自由基產生的殘酷競速賽

還好我們身體原本就擁有一種名為「內質網相關蛋白質降解」（Endoplasmic Reticulum-

Associated Degradation, ERAD）的機制，能幫助清理這些胰島素瑕疵品。但如果當我們吃進過量的糖分與脂肪時，代謝過程中會產生大量的自由基，這些因素都會讓胰島素瑕疵品的產生速度超過ERAD的清理能力，最終導致胰臟Beta細胞承受不住壓力而加速凋亡。

研究發現，一些天然植物萃取物如黃連萃取物，可幫助強化細胞自噬與ERAD機制，加速清除錯誤摺疊的胰島素瑕疵品，進而減輕內質網壓力並保護Beta細胞功能。因此適度補充具有抗壓與修復機能的天然植物活性成分，可能有助於延緩糖尿病的進展。

同時補充抗氧化營養素，消除胰臟細胞氧化壓力

還有另一個敵人也不能忽視——氧化壓力！除了蛋白摺疊錯誤，氧化壓力也是摧毀Beta細胞的關鍵因素。身體本身能製造如超氧化物歧化酶（SOD）、穀胱甘肽（GSH）、硫辛酸等抗氧化物質來對抗自由基；但在長期壓力或老化狀態下，這些防禦力常會下降。因此，可從飲食或額外補充抗氧化營養素，譬如維生素C、維生素E、生物類黃酮、兒茶素、薑黃素、槲皮素、輔酵素Q_{10}等，這些抗氧化成分就像是胰臟Beta細胞的「修復大隊」，減輕氧化損傷，這也是保護Beta細胞的重要策略。

選擇此類產品時，應優先挑選天然來源、含有明確標準化活性萃取有效成分，以提升生物可利用率與使用安全性。

真正有效的糖尿病防治策略，不只是降血糖，更要從源頭守護胰臟細胞的完整與健康功能。

這樣吃【薑黃萃取物】
天然抗發炎營養，優化代謝機能

F：飲食中攝取薑黃可搭配油脂與黑胡椒，幫助生物利用率提升
I：抗發炎、抗壞菌生長，支持腸道黏膜健康
T：抗發炎、保護胰臟細胞、提升胰島素敏感性

薑黃（Turmeric）是來自薑黃植物的根莖，經過乾燥和研磨後，就成了我們熟悉的黃色粉末。它在亞洲已經被食用了數千年，不僅是多種料理的靈魂，還常被當作傳統草藥來調理身體。後來研究發現薑黃之所以這麼厲害，最大的功臣就是它的特定關鍵活性成分——薑黃素、去甲氧基薑黃素（DMC）和去二甲氧基薑黃素（BDMC）。

薑黃素的健康益處

現有的研究顯示，補充薑黃素可以有效降低身體的發炎反應，並提升體內天然抗氧化物的濃度，有助於對抗身體的慢性發炎和氧化壓力。目前薑黃在以下領域發現具有改善人體身心症狀的潛力：

- **防治潰瘍性結腸炎：**動物實驗與人體研究發現，薑黃素可能透過多重機轉，幫助改善腸道發炎並保護腸道屏障功能，同時也能調節腸道菌叢平衡，並促進短鏈脂肪酸的生成。
- **調控空腹血糖與胰島素敏感度：**在整合了十七項隨機對照試驗的研究結果發現，補充薑黃可顯著降低空腹血糖、糖化血色素與胰島素阻抗指數（HOMA-IR），若補充時間超過八週，效果更為明顯。另一篇統合七項臨床試驗的研究指出，補充薑黃不僅能降低空腹血糖，還能改善血脂指標，如降低三酸甘油酯、提升高密度脂蛋白膽固醇（HDL-C），並對血壓中的舒張壓具調節作用。
- **改善非酒精性脂肪肝：**一項針對非酒精性脂肪肝（NAFLD）患者的臨床實驗，實驗組每天補充五百毫克薑黃素，為期八週。結果與對照相比，肝指數（如ALT、AST）顯著下降，代表肝臟發炎減緩，低密度脂蛋白膽固醇（LDL-C）、空腹血糖與胰島素阻抗也同步改善。肝臟掃描也發現，肝脂肪堆積與纖維化程度減少，代表整體肝臟健康有顯著提升。
- **情緒調節與憂鬱症改善：**在一項統合分析顯示，補充薑黃素有助於減輕憂鬱指數，且安全性良好，沒有明顯副作用。另一項臨床試驗也發現，薑黃素對重度憂鬱症（MDD）患者具顯著效果，尤其在補充後第四至第八週改善效果更為明顯，研究也觀察到其對「非典型憂鬱症」的族群有較佳的反應性。

- **有益關節健康與骨關節炎：**一項分析二十三個隨機對照試驗共二千一百多位患者的研究發現，補充薑黃素能有效降低疼痛，並改善關節功能（WOMAC分數），且胃腸不適的副作用也明顯少於常見的止痛藥物。另一項雙盲臨床試驗也指出，使用專利配方的薑黃素連續八週，能顯著減輕膝蓋疼痛並提升活動力，幫助減少止痛藥的使用。這些結果顯示，薑黃素可作為骨關節炎患者的天然輔助營養選擇。

薑黃補充品怎麼吃，效果最好？

如果是單純配水吞薑黃粉，薑黃的吸收率可能會大打折扣喔！要真正發揮健康功效，建議搭配以下方法來提高薑黃素的吸收率：

- **搭配油脂，讓吸收率加倍：**薑黃素本身是脂溶性成分，因此搭配油脂（如橄欖油、魚油、堅果等）能大幅提升吸收率。建議飯後服用，與食物中的油脂一起加強吸收。
- **選擇「三種薑黃成分」的配方：**薑黃裡不只有薑黃素，還有去甲氧基薑黃素（DMC）和去二甲氧基薑黃素（BDMC），這些成分可以協同運作，一起發揮更完整的抗發炎效果！

- **選擇具有標準化、安全性確認的產品：**運用印度傳統醫學的智慧，現代醫學使用的薑黃配方，必須具有有效成分的標準化，確保每次的服用量內含相同濃度的活性成分，以達成穩定的功效。最好具有第三方實驗室認證其安全性，並透過專利技術提高薑黃的吸收率，我認為非常重要。

「薑黃＋抗發炎營養素」搭配，效果加成

如果你希望讓薑黃能發揮更大的健康價值，我蠻建議可以搭配其他營養素一起補充，可發揮加成效應，讓身體獲得更全面的支持：

- **薑黃＋Omega-3魚油＋維生素D：**這是我首選的多重抗發炎配方，可減少發炎性細胞激素含量，適合心血管、三高、免疫問題、關節炎的健康支持。
- **薑黃＋維生素C&E：**強化抗氧化作用，減少自由基對細胞的影響。
- **薑黃＋大蒜、十字花科蔬菜或萃取物：**可活化肝臟解毒機制，幫助身體更有效地排除發炎毒性物質。
- **薑黃＋薑或其萃取物：**雙重溫和抗發炎，支持消化道健康，適合腸胃敏感或腸躁症族群。

這樣吃【維生素B群】

能量代謝與神經健康的全方位支持

F：全穀雜糧、深綠色蔬菜、豆類、堅果、肉類肝臟、雞蛋等多樣化食物
I：支援腸道黏膜健康、促進免疫調節
T：維持細胞健康、促進能量合成、調節神經傳導、提升胰島素敏感性

維生素B群是一組與能量代謝密切相關的營養素，無論是幫助身體將食物轉化為能量、支持神經系統運作，還是維持情緒穩定，都扮演著關鍵角色。人們早在過去就發現，缺乏維生素B群可能導致疲勞、貧血、神經問題，甚至影響血糖穩定，因此它逐漸成為日常保健的基本補充品。

不少人以為維生素B群只與「精神活力」有關，其實B群也是穩定血糖的「幕後功臣」，就像是機器中不可或缺的零件，能幫助碳水化合物在體內發揮正常的代謝功能，有助於維持胰島素訊號的穩定，減少血糖震盪。

從能量代謝到神經健康的多重功能

維生素B群並不是單一營養素，而是一組彼此有協同作用的營養素，每一種都有獨特的功能，卻又相輔相成：

- **維生素B_1（硫胺素）和維生素B_2（核黃素）：**是醣類代謝的關鍵角色，幫助將碳水化合物轉換為

能量，讓細胞能夠有效運作。當這兩種維生素不足時，身體容易感到疲倦，甚至影響神經系統功能，導致注意力不集中或肌肉無力。

- **維生素B3（菸鹼酸）和維生素B5（泛酸）**：參與脂肪與蛋白質的代謝，確保身體能夠充分轉換與利用這些營養來維持生理機能。這些維生素還有助於維持皮膚健康，缺乏時可能會導致皮膚乾燥、粗糙，甚至出現皮膚發炎的情況。
- **維生素B6（吡哆醇）**：在神經傳導物質的合成上扮演重要角色，直接影響多巴胺、血清素等情緒調節激素的生成，同時維生素B5與B6也是壓力荷爾蒙製造所需的營養素。這也解釋了為何B6與情緒穩定、壓力應對息息相關。壓力大的時候，如果補充足夠的B6，有助於舒緩情緒、提升抗壓能力。
- **維生素B7（生物素）**：這是美麗的關鍵，它對皮膚、頭髮和指甲的健康扮演關鍵的角色。許多生髮產品中都會添加生物素，因為它能促進角蛋白的生成，讓髮絲更強韌，指甲不易斷裂，並且幫助維持肌膚彈性。
- **維生素B9（葉酸）和維生素B12（鈷胺素）**：兩者都是血液健康的重要營養素，可幫助紅血球生成、DNA修復，並維持神經系統健康。葉酸參與了細胞分裂與發育，孕婦缺乏葉酸可能影響胎兒的正常發育。維生素B12不足則與神經退化、認知功能下降、心血管疾病風險升高有顯著相關。

由於維生素B群是水溶性的，人體無法長時間儲存，必須透過飲食或補充品來維持穩定的供應，以確保正常代謝與健康。

選擇B群配方，這些關鍵成分不可少

- **甲基化活性葉酸，讓身體更好利用：**在選擇B群補充品時，葉酸的型態是一個關鍵的考量因素。傳統的葉酸（Folic Acid）需要透過體內MTHFR酵素轉換成活性葉酸（5-MTHF）才能發揮作用。然而，由於基因多型性變異，許多人無法有效進行這種轉換，導致身體無法充分利用葉酸。因此，選擇甲基化活性葉酸（5-MTHF，L-5-甲基四氫葉酸鈣），能確保葉酸被直接吸收利用，幫助紅血球生成，並維持心血管健康。
- **搭配維生素C，提升情緒穩定與抗壓能力：**加強飲食或營養品中維生素C的攝取也非常重要，因為維生素C可與B_6可協同作用，幫助合成多巴胺、正腎上腺素與血清素，進而穩定情緒、減少壓力對身體的影響。對於高壓力的上班族來說，這樣的B群配方能幫助緩解疲勞，提高專注力。
- **膽鹼與肌醇促進肝臟、大腦健康：**可額外搭配膽鹼（Choline）或肌醇（Inositol），與B群一同食用。膽鹼是乙醯膽鹼（Acetylcholine）的前驅物，這是一種與記憶力、專注力、神經健康相關的重要神經傳導物質。長期補充膽鹼有助於提升專注力，減少大腦疲勞，對於需要高效思考的人來說是一大助力。

肌醇則能幫助胰島素訊號傳導，在多囊性卵巢症候群與胰島素阻抗患者中，補充肌醇已被證實能提高胰島素敏感性、穩定血糖。此外，膽鹼與肌醇在肝臟代謝脂肪的過程中也發揮重要作用，有助於減少脂肪肝、保護肝臟健康，同時能維持大腦細胞功能，降低神經退化的風險。

總體來說，綜合維生素B群不只是提振精神而已，更是幫你維持碳水化合物正常代謝，進而維持血糖穩定、提升神經健康、調節荷爾蒙、促進肝臟代謝的多功能營養素。現代人的生活壓力大、飲食不均衡，加上有些人的基因因素無法有效利用葉酸，因此**選擇有添加甲基化活性葉酸的B群配方，或複合多重營養素，能更全面地支持身體機能**，幫助應對日常生活的挑戰。

這樣吃【鎂】

幫助控制血糖，減少胰島素阻抗

F：存在植物性食物：深綠色蔬菜、堅果種子、全穀雜糧、豆類

I：協助腸道蠕動、消化系統順暢

T：保護細胞健康、減少發炎反應、提升胰島素敏感性

鎂（Magnesium）是一種人體不可或缺的礦物質，參與超過三百種酵素反應，對於能量代謝、神經傳導、肌肉收縮及血糖調控都至關重要。早期人們發現某些含鎂的礦泉水能幫助放鬆肌肉、減輕疲勞，現代科學進一步證實鎂在維持健康中具有多重功能。

鎂是細胞的「增敏劑」

鎂是幫助血糖進入細胞的關鍵輔助酵素，具有穩定細胞膜上胰島素接受器的作用，讓細胞對胰島素的反應更加靈敏。如果體內鎂的含量不足，胰島素接受器的功能可能會下降，導致細胞難以有效吸收血糖，這就是胰島素阻抗的一種表現。

此外，鎂還與葡萄糖轉運蛋白（GLUT4）的活性有關，這種蛋白質負責將血糖從血液輸送到肌肉和脂肪細胞內。缺乏鎂，可能會降低這個轉運機制的效率，使血糖更難被細胞吸收。血糖便會持續停留在血液中，導致血糖升高。

鎂也參與了細胞能量合成的反應。當我們吃了一頓餐點，身體會將碳水化合物分解成葡萄糖，再透過一連串的化學反應，將其轉化為三磷酸腺苷（ATP），供應細胞需要的能量，當中許多步驟都需要鎂的參與。因此，缺乏鎂可能會影響細胞的能量產生，使血糖代謝變得不穩定，身體就容易出現疲勞、倦怠等狀況。

鎂還能幫助緩解發炎反應，抑制促發炎因子的產生，進而幫助維持胰島素的正常功能。

血糖代謝失衡，鎂更容易不足，會加重胰島素阻抗

美國相關研究也指出，在第二型糖尿病患者中，鎂不足的比例高達將近五〇％！如果飲食中普遍缺乏足夠的鎂（來自植物性食物，如蔬菜、全穀雜糧、堅果等），造成體內鎂離子不足，這樣的狀況會加重胰島素阻抗，而胰島素阻抗又會加速鎂從尿中的排出，進而降低體內的鎂含量，導致更為複雜的惡性循環。

如果體內鎂離子不足（可以做血液檢測），除了要加強植物性飲食（如深綠色蔬菜、堅果種子、全穀雜糧等），補充鎂是一個便利又有效的方法，可改善胰島素敏感性，讓細胞對葡萄糖的吸收利用度增加。對於已被診斷為糖尿病的人，可以先檢測血中鎂的濃度，在醫師或營養師指導下適量補充。

緊繃感消失！鎂能幫你放鬆肌肉，心情舒暢

鎂對於肌肉放鬆十分重要，補充足夠的鎂可以幫助舒緩肌肉僵硬與痙攣，甚至能有效預防夜間腿部抽筋，特別適合長期久坐或經常運動的人。

當我們身體缺乏鎂，也可能導致焦慮、易怒、失眠，甚至影響情緒穩定。壓力會促使身體釋放皮質醇，而皮質醇會提升血糖，影響胰島素的作用。適量補充鎂可以穩定神經系統，減少壓力對血糖的負面影響。

常見的鎂補充品種類及吸收率

鎂的補充形式很多樣，常見的補充形式包括檸檬酸鎂、葡萄糖酸鎂或甘胺酸鎂。我建議可優先選擇與胺基酸螯合的形式，其中，甘胺酸鎂是透過與甘胺酸螯合，使其走主動運輸機制，能大幅提高吸收率。與傳統的氧化鎂或硫酸鎂相比，胺基酸螯合鎂能夠在腸道中更容易被吸收，且不受胃酸影響。氧化鎂由於其生物可利用率較低（動物實驗顯示吸收率僅一五％，人體研究顯示僅四％），也更容易引起腸胃不適及腹瀉，因此較不建議長期食用。

這樣吃【鋅】

穩定免疫系統，提升自癒力

F：食物中的牡蠣、蛤蜊、南瓜籽中富含豐富的鋅

I：支持腸道黏膜細胞健康、腸道免疫調節

T：保護細胞健康，減少氧化壓力，提升胰島素敏感性

鋅（Zinc）是一種人體必需的微量元素，對於免疫功能、細胞分裂、傷口癒合以及胰島素的合成與儲存，都具有關鍵性的作用，在抗發炎與抗氧化反應中也扮演著重要角色。鋅的攝取主要來自於海鮮（如牡蠣、蛤蜊）、紅肉、南瓜籽和糙米全穀類，但由於現代飲食習慣的改變，許多人可能無法透過飲食獲得足夠的鋅。

鋅和鎂強強聯手，改善血糖與代謝症候群

鋅在血糖代謝與胰島素分泌中扮演著重要角色。而且鋅跟鎂有類似的地方，就是在第二型糖尿病或糖尿病前期的患者中發現，他們體內的鋅濃度容易有偏低的問題。胰島素阻抗會加速利用體內的鋅，而鋅降低了，又會加重胰島素阻抗的情形，也會影響身體的抗氧化系統，增加氧化壓力，形成一種代謝上的惡性循環。適量補充鋅，除了有助於改善胰島素敏感性，也能幫助降低氧化壓力與發炎反應，對於肥胖、糖尿病及代謝症候群患者來說，具有多重的健康代謝效益。

補充鋅的注意事項

我建議選擇與胺基酸螯合的鋅，並在餐後補充。與傳統的氧化鋅或硫酸鋅相比，這些螯合形式的鋅，腸道的吸收度會更好，更順利地進入細胞內發揮作用，並減少胃腸不適的發生。如果有高血糖或胰島素阻抗問題，先檢測血中的鋅濃度以評估特定食物與營養素補充量，我覺得是更精準合適的做法。建議先與醫師或營養師討論，以確保獲得最佳健康效益。

第 9 章 【開始跟練 FIT】

21 天胰島素阻抗修復計畫

找對關鍵，只需些微調整，
你會明顯發現自己的體重、
健康和外表竟有如此大的改變！

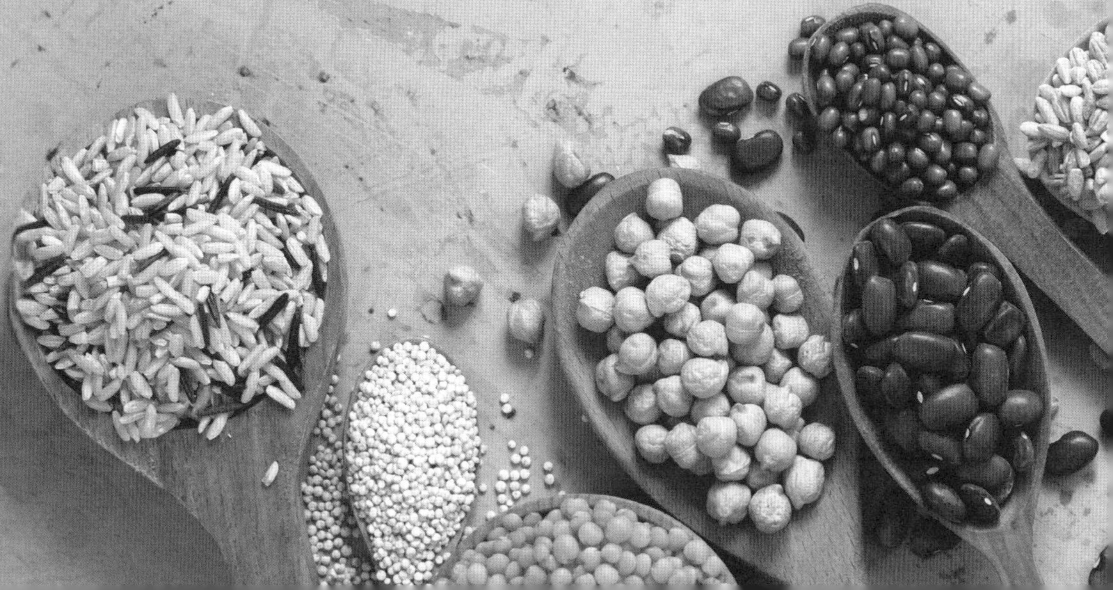

現代生活中，高升糖的精緻飲食、缺乏運動、生活壓力過大、睡眠不足等因素，正在逐步削弱我們的胰島素敏感性，使得血糖控制變得困難，甚至演變成代謝症候群、糖尿病、肥胖、慢性發炎等健康問題。

但好消息是，透過正確的飲食調整、進食時間規畫、適當運動、睡眠優化與壓力管理，我們可以修復胰島素敏感性，讓身體重新找回健康代謝的能力！

這份二十一天胰島素阻抗修復計畫，是一個經過我細心設計的逐步改善方案，能幫助你在三週內透過簡單可行的調整，逐步穩定血糖、減少發炎、改善代謝與腸道健康，讓身體回歸更好的狀態。

本計畫分為四個階段，每個階段都有明確的目標，我將循序漸進帶領你調整習慣，不強迫、不極端，並練習自我檢視，讓身體自然適應，進而養成長期維持健康的習慣。

無論你是因為血糖波動、易疲倦、想減重，或是單純想讓健康更加提升，這套計畫都會是你值得遵循實踐的指引。現在，就讓我們從第一階段開始，學習真正成為了解身體的主人，重新掌握你的健康！

第一階段▼準備好你自己——〔DAY 1～3〕

【目標】建立基礎數據，為改變做好準備

這三天的重點不是馬上改變飲食，而是先了解自身的健康狀況，並做好準備。許多人嘗試改變飲食習慣時，因為沒有充分準備，導致計畫中途放棄。因此，我們將透過記錄數據、了解身體狀況、準備合適的食材，為後續的調整打下良好基礎。

這三天，你將會：

- ✅ 記錄你的血糖與體重變化，了解自身的起點
- ✅ 觀察自己的飲食習慣，發現可能影響血糖的因素
- ✅ 清理家中的不健康食物，建立健康的飲食環境
- ✅ 採買適合的食材，準備開始改變飲食習慣

這個階段不要求立刻改變飲食，而是讓你先做好心理和物資的準備，當我們真正開始調整飲食時，就能順利進行，不容易半途而廢。

Day 1

了解身體現況——建立前測數據與心態，重啟代謝健康

【事前準備】

①準備血糖機（或連續血糖監測CGM工具）、體重計（能檢測體脂率尤佳）、筆記本或紀錄APP。

②找出最近一次的血液檢測報告（如糖化血色素、空腹胰島素等）當作參考數據。

③設定二十一天計畫的個人目標，例如「改善血糖波動」、「體重減輕」或「更有精神活力」。

【行動任務】

①早晨測量空腹血糖、體重體脂，並做好紀錄。

②記錄一整天的飲食與身體感受，了解自身的飲食模式。

覺察紀錄

自我評估項目	是	否	需諮詢
① 血糖數據是否穩定？			
② 目前的飲食習慣中，是否有高糖或高升糖指數（GI）食物？			
③ 內心對於改變飲食是否感到焦慮或期待？			

Day 2

開始生活跟練——建立飲食紀錄，觀察血糖情形

【事前準備】

①準備飲食紀錄APP或筆記本。

②設定一個日記格式，包括時間、食物種類、分量及血糖變化。

【行動任務】

①於餐前（如能加測餐後兩小時尤佳）測量血糖，觀察食物對血糖的影響。

②記錄所有進食的食物與身體感受。

覺察紀錄

自我評估項目	是	否	需諮詢
① 是否發現哪些食物讓血糖波動較大？			
② 是否發現哪些飲食選擇讓自己感覺最有能量？			
③ 是否發現自己有情緒性進食的習慣？			

Day 3

採買所需食材——參考建議清單，準備健康食物

【事前準備】

① 規劃一週的健康飲食菜單，避免臨時購物。

② 準備健康食物清單，包括：

- **優質蛋白質：**魚、海鮮、雞肉、豆腐、蛋等。
- **健康碳水：**糙米、燕麥粒、紅薏仁、藜麥等。
- **健康油脂：**橄欖油、亞麻籽、無調味堅果等。
- **彩虹蔬果：**深綠色蔬菜、番茄、紅椒、玉米筍、藍莓等。
- **拒買的食品：**確保不購買含糖飲料、精製麵包、速食加工食品等。

【行動任務】

① 根據健康清單採買食材。

② 嘗試尋找更健康的替代方案，如用堅果代替餅乾。

覺察紀錄

自我評估項目	是	否	需諮詢
① 是否發現自己容易購買某些加工食品？			
② 是否有購買自己從未嘗試過的健康食材？			

第二階段 ▼ 飲食優化——（DAY 4～15）

【目標】透過關鍵飲食調整，修復胰島素敏感性

這一階段是本計畫的核心，我們將一步步改善飲食，透過「去除不良飲食」與「加入關鍵營養素」來優化代謝。這不是極端斷食，也不會讓你餓肚子，而是幫助你減少血糖震盪、降低發炎、提升身體的能量利用效率。

這十二天，你將會：

- ✅移除對血糖與胰島素代謝不利的食物（如含糖飲料、精緻澱粉、發炎油脂）
- ✅引入更有益的食物（如優質蛋白質、健康脂肪、低GI蔬菜）
- ✅調整進食順序與比例，練習211餐盤原則與彩虹飲食
- ✅補充關鍵營養素（如發酵食物、抗發炎食物、原型碳水化合物）

透過這些調整，你將發現血糖可能更穩定、飢餓感減少、能量更穩定、精神更清晰，身體逐步適應更健康的飲食模式。

Day 4

清理飲食環境——拒絕加工食品，迎接健康食材

【事前準備】

① 清除家中的加工食品，如速食加工食品、糖果、零食。

② 繼續準備天然食材（參考DAY 3的健康食物清單）。

【行動任務】

① 不購買或丟棄家中含糖食品。

② 開始以新鮮食材製作餐點。

覺察紀錄

自我評估項目	是	否	需諮詢
① 是否發現自己容易依賴加工食品？			
② 清理後，是否感受到改變的動力？			

Day 5

暫別含糖飲料——降低糖分攝取，有效穩定血糖

【事前準備】

① 了解飲料中的隱藏糖分，例如果汁、手搖飲、運動飲料等。

② 找到無糖替代方案，如檸檬水、花草茶、黑咖啡、氣泡水。

③ 準備一個大水壺，設法讓自己方便飲用大量水分。

【行動任務】

① 停止攝取所有含糖飲料，只喝水或無糖飲品。

② 若有戒斷反應（如頭痛、疲倦、煩躁），留意是否攝取到深綠色蔬菜，或額外補充鎂離子。

③ 嘗試用天然方式提升飲品風味，例如：

- 水＋新鮮檸檬片
- 無糖綠茶、紅茶、高發酵茶
- 無咖啡因草本茶飲
- 氣泡水＋薄荷葉

覺察紀錄

自我評估項目	是	否	需諮詢
① 是否發現飲用無糖飲料後，精神更穩定，不容易血糖震盪？			
② 是否開始適應天然飲品，而不再依賴強烈的甜味？			
③ 是否少了些口乾舌燥的感覺？			

Day 6

擺脫問題油脂——減少發炎，身體更輕盈

【事前準備】

①了解健康油脂的種類，如橄欖油、苦茶油、酪梨、無調味堅果、鯖魚等。

②準備健康油脂食材，如冷壓初榨橄欖油、亞麻籽、綜合堅果。

③了解劣質油脂的危害，避免人造奶油、氫化植物油等。

【行動任務】

①改用健康油脂烹調，如橄欖油涼拌或低溫烹調。

②避免油炸食品，選擇清蒸、燉煮、舒肥等低溫料理。

③記錄當天的油脂攝取，確保來源健康。

覺察紀錄

自我評估項目	是	否	需諮詢
① 是否覺得飲食變得清爽、不易油膩？			
② 是否發現消化較順暢、腸胃負擔減輕？			
③ 能量與專注度是否有改善？			

Day 7

增加優質蛋白質——確保每餐攝取足夠的蛋白質

【事前準備】

①了解蛋白質的攝取建議，每公斤體重約需一・一～一・五克蛋白質。

②準備高蛋白食材，如雞胸肉、鮭魚、豆腐、蛋、無糖優格、堅果。

③學習簡單的蛋白質料理，如水煮蛋、舒肥雞胸、豆腐沙拉。

【行動任務】

①在每一餐加入足夠的蛋白質，避免單純碳水餐點。

②早餐需含蛋白質的食物，如水煮蛋＋酪梨、無糖優格＋堅果。

③午晚餐以四分之三到一個手掌大小的肉類來源為基準（分量因人而異）。

④記錄當天的蛋白質攝取量，確保達標。

覺察紀錄

自我評估項目	是	否	需諮詢
① 進食後是否更有飽足感？			
② 是否發現血糖波動減少？			
③ 身體能量是否更穩定，不易疲憊？			

Day 8

健康飲食比例——練習211餐盤原則，調整進食順序

【事前準備】

① 了解211餐盤比例（蔬菜：蛋白質：碳水＝2：1：1）。
② 準備好均衡食材，如綠色蔬菜、優質蛋白、健康碳水。
③ 設計當天的三餐，確保符合211原則。

【行動任務】

① 每餐以211原則準備食物，確保均衡營養。
② 運用「進食順序原則」，先吃蛋白質與蔬菜，後吃碳水化合物。
③ 記錄當天的進食順序與血糖變化，觀察能量與飽足感。

覺察紀錄

自我評估項目	是	否	需諮詢
① 是否覺得用餐後飽足感更持久？			
② 是否發現血糖波動減少？			
③ 是否開始適應這樣的飲食比例？			

Day 9

餐餐彩虹飲食——攝取多種顏色的蔬果，保護細胞健康

【事前準備】

①了解不同顏色蔬果的營養價值，如紅色（茄紅素）、綠色（葉綠素）。

②準備五種不同顏色的蔬果，如番茄、胡蘿蔔、玉米筍、地瓜葉、藍莓。

③規劃當天的飲食，確保每餐都有不同顏色的食材。

【行動任務】

①每餐至少加入三種不同顏色的蔬果。

②嘗試製作彩虹沙拉、蔬菜湯、綜合莓果優格等。

③記錄攝取的蔬果種類，確保每日達標。

覺察紀錄

自我評估項目	是	否	需諮詢
① 是否發現飲食變得更繽紛、有趣？			
② 是否覺得腸胃狀況有所不同，譬如排便較為順暢？			

Day 10

加入原型碳水——不吃碳水並不會更健康，要吃具有健康效益的原型碳水

【事前準備】

①了解「原型碳水」的概念，即未經加工的天然碳水化合物來源。

②碳水化合物不只是「澱粉」，還包括富含纖維與營養素的全食物。

③準備健康的原型碳水選擇，如：

- **全穀雜糧類：**糙米、十穀米、燕麥粒、紅薏仁等
- **根莖類：**連皮地瓜、紫薯、南瓜、山藥、芋頭等
- **豆類：**鷹嘴豆、紅豆、綠豆等
- **水果類：**芭樂、蘋果、藍莓等

覺察紀錄

自我評估項目	是	否	需諮詢
① 是否發現攝取原型碳水後，飽足感更持久？			
② 與過去攝取精製澱粉相比，血糖波動是否較小？			
③ 是否開始接受原型碳水的口感，並覺得更加美味？			

【行動任務】

①在一餐中加入「原型碳水」，以替代精製碳水（如麵包、餅乾、白米飯）。

②嘗試新的健康澱粉來源，例如：

- **早餐**：燕麥粒＋豆漿＋水煮蛋＋蘋果
- **午餐**：雞肉彩虹沙拉＋連皮地瓜
- **晚餐**：鷹嘴豆蔬菜咖哩

③運用「進食順序原則」，先吃蛋白質與蔬菜，再吃碳水，減少血糖波動。

Day 11

加入發酵食物——促進消化、調整腸道菌相，提升代謝力

【事前準備】

① 了解發酵食物對腸道健康的益處，如幫助平衡腸道菌相。

② 準備發酵食物，如無糖優格、天然泡菜、納豆。

③ 規劃當天的飲食，確保至少有一餐有一種發酵食品。

【行動任務】

① 在早餐加入無糖優格＋少量水果。

② 午餐或晚餐可選擇味噌湯、納豆，或搭配天然泡菜作為配菜。

③ 記錄當天腸胃狀況，如脹氣、消化情形，並觀察身體適應度。

覺察紀錄

自我評估項目	是	否	需諮詢
① 是否覺得腸道狀況有些不同，譬如消化變得輕鬆、排便順暢、不易胃脹？還是更加嚴重（觀察可能是吃了哪一種食物）？			
② 是否能適應發酵食物的味道，未來願意持續攝取？			

Day 12

加入抗發炎食物——減少慢性發炎，提升胰島素敏感性

【事前準備】

① 了解抗發炎食物的種類，如薑黃、抹茶、深綠色葉菜、中小型高脂魚類等。

② 準備抗發炎食材，如薑黃（薑黃粉）、抹茶粉、青花菜、無調味堅果、鮭魚。

③ 構思適合的抗發炎飲品，如黃金薑黃奶、抹茶豆漿。

【行動任務】

① 早餐加入薑黃粉沖泡飲品，或以抹茶粉製作抹茶無糖豆漿。

② 午餐與晚餐搭配抗發炎食材，如義式香料鮭魚、青花菜佐堅果。

③ 記錄當天攝取的抗發炎食物，並觀察身體的反應。

覺察紀錄

自我評估項目	是	否	需諮詢
① 是否感覺精神較佳，腦霧減少？			
② 抗發炎食物是否容易融入日常飲食，願意長期維持？			

Day 13

開始間歇性斷食——嘗試1212微斷食，不吃宵夜

【事前準備】

① 了解間歇性斷食的原則，如1212微斷食（12小時進食，12小時空腹）。

② 設定微斷食窗口，如早上八點至晚上八點進食，其餘時間不吃東西。

③ 準備健康餐食，確保進食時間內的餐點營養均衡。

【行動任務】

① 遵循1212微斷食，進食期間依211餐盤比例進食。

② 空腹期間可飲用無糖飲品，如黑咖啡、花草茶、水。

③ 記錄當天的飢餓感、能量變化，看是否需要調整進食時間。

覺察紀錄

自我評估項目	是	否	需諮詢
① 是否發現血糖波動較平穩？			
② 是否感覺空腹時精力更集中，而非疲倦？			
③ 是否能適應微斷食習慣，未來願意持續保持？			

Day 14

專注進食——養成慢食習慣，提升飽足感，有助血糖穩定

【事前準備】

① 了解慢食的好處，如促進消化、降低血糖震盪、提升飽足感。

② 準備進食計時工具，如手機計時器或慢食提醒APP。

③ 規劃當天餐點，確保每餐可細嚼慢嚥，避免狼吞虎嚥。

【行動任務】

① 用餐時，每口食物至少咀嚼二十五～三十下，刻意放慢速度食用三十分鐘，細嚼慢嚥。

② 專注於食物的味道與口感，也避免邊吃邊滑手機。

③ 記錄當天的進食時間，觀察血糖波動與飽足感變化。

覺察紀錄

自我評估項目	是	否	需諮詢
① 是否發現慢食後更容易有飽足感，避免過量進食？			
② 是否覺得消化狀況變得更順暢？			
③ 是否可以養成長期慢食的習慣？			

Day 15

提前30分鐘就寢——改善睡眠品質，順應生理時鐘

【事前準備】

① 了解睡眠與血糖的關聯，確保充足睡眠，有助於提升胰島素敏感性。

② 設定固定的就寢時間，並提前三十分鐘準備入睡。

③ 調整睡眠環境，如降低燈光、減少電子設備干擾。

【行動任務】

① 於睡前一小時關閉手機與電腦，避免藍光影響褪黑激素分泌。

② 培養放鬆習慣，如閱讀書籍、泡澡或靜坐。

③ 記錄當天的睡眠時間與品質，觀察隔天的精神狀況。

覺察紀錄

自我評估項目	是	否	需諮詢
① 是否發現睡眠品質提升，隔天精神更好？			
② 是否感受到身體恢復較快，減少疲勞感？			
③ 是否能夠適應並維持穩定的作息時間？			

第三階段▼生活型態優化——〔DAY 16～20〕

【目標】透過運動、睡眠與壓力管理，全面提升代謝

飲食雖然是修復胰島素敏感性的核心，但生活習慣的影響同樣不容忽視！這一階段，我們將從運動、睡眠、壓力管理三個面向進行優化，進一步幫助身體建立良好的代謝狀態。

這五天，你將會：

- ✅開始餐前或餐後運動，讓肌肉更有效利用血糖
- ✅加入肌力訓練，提高基礎代謝與胰島素敏感性
- ✅嘗試低強度有氧運動，提升脂肪燃燒能力
- ✅改善睡眠品質，讓身體在夜間修復代謝
- ✅學習減壓技巧，降低壓力荷爾蒙對血糖的影響

這個階段的關鍵，是讓你的身體進一步適應新的健康節奏，讓這些改變不只是短期實驗，而是可以長期維持的健康習慣。

Day 16

餐後步行30分鐘——幫助肌肉利用糖分，血糖更平穩

【事前準備】

①了解餐後步行對血糖控制的好處，如增加肌肉對葡萄糖的吸收。

②準備合適的服裝、球鞋與步數計算APP，以追蹤步行時間與距離。

③安排合適的用餐時間，確保餐後有三十分鐘步行時間。

【行動任務】

①於餐後三十分鐘後，進行三十分鐘的步行。

②若外出不便或下雨，可選擇在室內踏步或使用跑步機。

③記錄步行後的身體感受，感受腸胃狀況與血糖變化。

④糖尿病者即便是低風險性的步行，也可能因藥物作用出現低血糖的風險（出現手抖、冒冷汗、頭暈、心悸等），應隨身攜帶糖果或少量果汁，可快速補充糖分，若有不適應立即停止運動。

覺察紀錄

自我評估項目	是	否	需諮詢
① 是否發現餐後步行有助於穩定血糖波動？			
② 是否感受到腸道狀況有些不同，譬如消化較為順暢，較不易脹氣？			
③ 是否能夠將餐後步行變成長期習慣？			

Day 17

肌力訓練——增加肌肉量，提升胰島素敏感性

【事前準備】

① 了解肌力訓練對血糖代謝的重要性，增加肌肉能提升胰島素敏感性。
② 準備簡單的肌力訓練工具，如啞鈴、彈力帶或徒手訓練計畫。
③ 規劃當天的運動時間（至少十五～三十分鐘），確保能順利完成訓練。
④ 血糖不穩或服用降血糖藥物者，建議避開降血糖藥效高峰期時訓練。在餐後一到二小時內進行，此時的血糖較穩定。如有高血壓或低血壓狀況者，建議在運動前先行量測血壓，以評估身體狀況與可接受的運動強度，若有不適應立即停止運動。

【行動任務】

① 進行三～五組肌力訓練動作，如深蹲、伏地挺身、弓步、彈力帶訓練等。
② 記錄訓練強度與感受，確保每次運動後能適當恢復。

覺察紀錄

自我評估項目	是	否	需諮詢
① 是否發現肌肉疲勞感，但仍能正常活動？			
② 是否感覺身體肌肉力量增加，動作更穩定？			
③ 是否能將簡單的肌力訓練納入每週習慣？			

Day 18

超慢跑或有氧運動——有助穩定血糖與脂肪代謝

【事前準備】

① 了解超慢跑與低強度有氧運動對穩定血糖與脂肪代謝的影響。

② 準備運動裝備，如舒適運動鞋、運動服，並選擇適合的跑步地點。

③ 若氣候因素無法外出，在室內超慢跑就是最簡易的有氧運動方式。

④ 即便是低風險性超慢跑，也可能因藥物作用低血糖的風險（出現手抖、冒冷汗、頭暈、心悸等），應隨身攜帶糖果或少量果汁，有需要可快速補充糖分，若有不適應立即停止運動。

【行動任務】

① 進行三十分鐘的低強度有氧運動，心率保持在最大心率的五〇～七〇%（輕度至中度的有氧運動區間）。

② 若選擇超慢跑，可採用輕鬆慢速，確保呼吸順暢，不過度喘氣。

③ 記錄運動後的體能感受，觀察血糖變化與精神狀態。

覺察紀錄

自我評估項目	是	否	需諮詢
① 超慢跑時的呼吸狀況是否維持平穩、沒有不適感？			
② 是否發現運動後精神狀態更佳？			
③ 是否願意將這類運動納入每週例行習慣？			

Day 19

夜間放鬆、睡個好覺——改善睡眠品質，增強修復力

【事前準備】

① 了解良好睡眠對代謝健康的重要性，深層睡眠能促進身體修復。

② 設定夜間放鬆例行公事，如睡前一小時關燈、靜心、降低噪音。

③ 準備助眠工具，如鎂離子、天然精油、泡腳或溫水澡。

【行動任務】

① 避免睡前使用電子設備，改為閱讀或靜坐冥想。

② 調整睡眠環境，如確保室內溫度舒適、床墊與枕頭支撐良好。

③ 記錄當天的睡眠時間與品質，觀察隔日精神狀況。

覺察紀錄

自我評估項目	是	否	需諮詢
① 是否發現睡眠品質提升，隔天更有精神？			
② 是否減少夜間醒來或淺眠問題？			
③ 是否願意維持良好的睡前習慣？			

Day 20

壓力管理與深度呼吸——降低皮質醇，平衡自律神經

【事前準備】

①了解壓力與血糖之間的關聯，長期高壓可能降低胰島素敏感性。

②準備適合的放鬆方式，如深呼吸、正念練習、冥想、瑜伽。

③找到適合的靜心空間，確保環境安靜，避免外界干擾。

【行動任務】

①進行五～十分鐘的腹式深呼吸，吸氣四秒、屏息四秒、呼氣六秒、停頓兩秒。

②嘗試正念冥想，專注於當下的呼吸與感受。

③記錄當天的壓力程度，觀察心情變化與身體反應。

覺察紀錄

自我評估項目	是	否	需諮詢
① 是否感受到壓力減少，心情更平穩？			
② 是否能夠更快進入放鬆狀態，降低焦慮？			
③ 是否願意每天進行短暫的深呼吸練習？			

第四階段▼總結評估與未來計畫——〔DAY21〕

【目標】回顧二十一天成果，制定長期健康計畫

來到最後一天，是時候回顧這二十一天的努力了，並思考如何將這些改變融入長期生活。本計畫的重點不是讓你在短時間內達到極端的改變，而是幫助你建立可持續的健康習慣。

這一天，你將會：

- ✅重新測量血糖、體重、體脂，評估變化
- ✅回顧哪項改變對你最有幫助，哪項最容易維持
- ✅設定長期目標，如延續間歇性斷食、維持211餐盤、增加運動習慣
- ✅計劃下一步，例如挑戰下一個三十天健康計畫

你會發現，經過二十一天的調整，你的飲食習慣、體力能量、精神狀態，甚至是血糖數據都可能產生改變！

Day 21

回顧21天成果，制定長期健康計畫

【事前準備】

① 整理二十一天的紀錄，分析血糖變化、體重體脂、飲食調整、運動習慣與睡眠品質。

② 準備下一個階段的健康目標。

【行動任務】

① 測量血糖（或評估連續血糖監測CGM）、體重體脂數據，觀察改善幅度。並回看二十一天的自我覺察紀錄。

② 評估哪項數據改變最為明顯，哪些覺察項目感受最深刻，並計劃如何持續維持。

③ 設定新的三十天健康挑戰，並優化飲食選擇、運動類型與頻率、睡眠與壓力管理習慣。

覺察紀錄

自我評估項目	是	否	需諮詢
① 是否發現身體有明顯的變化，如血糖較為穩定、能量提升、體重控制得更好、精神改善？			
② 是否感覺飲食習慣變得更健康，不再過度依賴精緻碳水？			
③ 是否有信心將這些新習慣融入長期生活？			

恭喜你完成「21天胰島素阻抗修復計畫」！這幾天下來，你已經學會了如何透過飲食調整、進食時間管理、運動、睡眠優化與壓力管理來穩定血糖、提升胰島素敏感性，讓身體逐漸回歸健康代謝的狀態。

你可能發現，小小的改變，已經帶來身體的明顯轉變：能量更穩定，譬如不再有飯後昏沉或血糖震盪。但真正的關鍵，不是只有完成這二十一天，而是如何將這些適合你的好習慣延續下去，讓健康不只是短期的計畫，而是未來生活的一部分。過程中如果感覺有不舒服或不易做到的地方，可以與你的醫師或營養師積極討論，做出更適合你的修正調整。

記住，你不需要追求完美，而是尋找能夠長久維持的身心平衡。允許自己有彈性，當你發現自己回到舊習慣時，不要自責，只要重新回到這二十一天的核心原則，你就能再次找回穩定的代謝節奏。

現在，請帶著這些寶貴的習慣，邁向你的健康新人生！

下載完整參考資料

醫藥新知 0033

逆轉胰島素阻抗　21 天重啟健康代謝

精準控糖、有效減重、降低發炎，找回年輕活力與修復力！

作　　者　呂美寶
封面設計　比比司設計工作室
內頁設計　比比司設計工作室
插　　畫　小瓶仔
照片提供　呂美寶
特約編輯　唐芩
主　　編　錢滿姿
特約行銷　許文薰
總 編 輯　林淑雯

出 版 者　方舟文化／遠足文化事業股份有限公司
發　　行　遠足文化事業股份有限公司（讀書共和國出版集團）
231 新北市新店區民權路 108-2 號 9 樓
電話：（02）2218-1417　　傳真：（02）8667-1851
劃撥帳號：19504465　　戶名：遠足文化事業股份有限公司
客服專線：0800-221-029　　E-MAIL：service@bookrep.com.tw
網　　站　www.bookrep.com.tw
印　　製　中原造像股份有限公司
法律顧問　華洋法律事務所　蘇文生律師
定　　價　480 元
初版一刷　2025 年 8 月
初版五刷　2025 年 10 月

國家圖書館出版品預行編目（CIP）資料

逆轉胰島素阻抗　21 天重啟健康代謝：精準控糖、有效減重、降低發炎，找回年輕活力與修復力！／呂美寶著 .-- 初版 .-- 新北市：方舟文化，遠足文化事業股份有限公司，2025.08
344 面；17×23 公分 --（醫藥新知；33）
ISBN 978-626-7767-03-0（平裝）
1.CST：健康飲食 2.CST：保健常識 3.CST：胰島素 4.CST：新陳代謝疾病
411.37　　114008693

讀者意見回函

感謝您購買此書。為加強對讀者的服務，請您撥冗詳細填寫本卡各資料欄，我們將會針對您給的意見加以改進，不定期提供您最新的出版訊息與優惠活動。您的支持與鼓勵，將使我們更加努力，製作更符合讀者期待的出版品。

讀者資料 請清楚填寫您的資料以方便我們寄書訊給您

姓名：＿＿＿＿＿＿＿＿ 性別：☐男 ☐女 年齡：

地址：＿＿＿＿＿＿＿＿＿＿＿＿＿＿＿＿＿＿＿＿＿＿＿＿

E-mail：＿＿＿＿＿＿＿＿＿＿＿＿＿＿＿＿＿＿＿＿＿＿＿

電話：＿＿＿＿＿＿＿＿＿＿＿＿ 手機：＿＿＿＿＿＿＿＿＿＿＿＿

職業：

☐1. 學生	☐2. 製造業	☐3. 金融業	☐4. 資訊業
☐5. 銷售業	☐6. 大眾傳播	☐7. 自由業	☐8. 服務業
☐9. 軍公教	☐10.醫療保健	☐11.旅遊業	☐12.其他

本書購自：＿＿＿＿＿＿＿＿＿＿＿＿＿＿＿＿＿＿＿＿＿＿

您對本書的建議：＿＿＿＿＿＿＿＿＿＿＿＿＿＿＿＿＿＿＿＿

＿＿＿＿＿＿＿＿＿＿＿＿＿＿＿＿＿＿＿＿＿＿＿＿＿＿＿＿

《逆轉胰島素阻抗21天重啟健康代謝》購書抽獎活動

A 參加辦法

購買本書，填妥本讀者回函卡資料，寄回方舟文化出版社（郵資已付），即可參加抽獎。

贈品

牛頭牌TC-18UUC 微電腦厲害電鍋（10人份）

售價：**8,200元**／一名

電鍋新基準，雙動能電鍋，市售唯一可以定時、5段溫控、預約的電鍋。微電腦操控面板、多段加熱模式一鍵烹調到底。可拆卸式內鍋材質為食器最高等級SUS304牛頭鋼，無塗層、潔淨健康，可單獨使用直火、IH爐高效能爐具適用，搭配不鏽鋼蒸層、高蓋大容量一鍋多料理，適合家庭主婦、住宿租屋族方便使用。

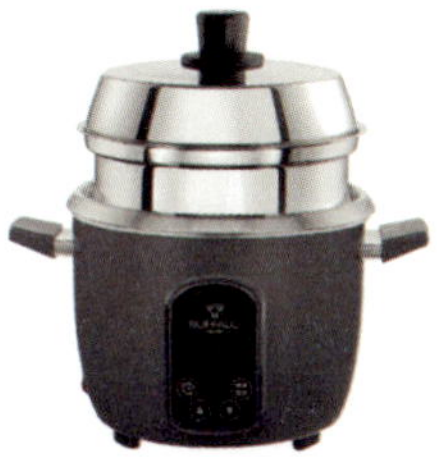

牛頭牌EC-10全智能原味鍋（5人份）

售價：**13,500元**／二名

雙動能智能鍋，無水原味烹調、營養速成。304牛頭鋼鍋可直火、IH爐加熱、智能電控，可炊煮脫糖米飯、發芽糙米。7段火力溫控加熱、保溫、慢燉，大火快炒、低溫油炸、無水料理、原味時蔬、舒肥料理，還可煮火鍋、滴雞精、烤蛋糕，一機萬用，料理全方位，廚電新選擇。

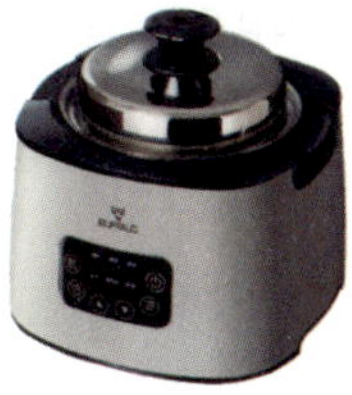

品牌簡介 挑對鍋具・健康有益・環境滿意

每個華人家庭都想要的炊具Buffalo

Buffalo since 1957，承襲老祖宗的烹調智慧，傳承華人烹調炊具的精髓，研發製造最適合華人烹調習性的炊具，對炊具的要求，需符合品味生活與兼顧實用健康的境界；立足台灣，放眼世界，行銷歐、美、日、澳、加拿大、香港等世界各國，鋼鍋首選第一品牌。

B 活動起迄日

即日起至2025年12月25日止，郵戳為憑。

C 幸運公佈日

2025年12月30日公佈於方舟文化FB。

完整詳盡的活動訊息及公佈、兌獎方式，請見方舟文化FB，一起來參加吧！

廣	告	回	信
臺灣北區郵政管理局登記證			
第 1 4 4 3 7 號			

請直接投郵，郵資由本公司負擔

沿虛線剪下

23141
新北市新店區民權路 108-2 號 9 樓
遠足文化事業股份有限公司　收

請沿虛線對折裝訂後寄回，謝謝！

方舟出版

醫藥新知 033

逆轉胰島素阻抗　21天重啟健康代謝

精準控糖、有效減重、降低發炎，找回年輕活力與修復力！